AF296983

DISCOURS ANATOMIQUES

DE

Mr LAMY,

DOCTEVR EN MEDECINE
de la Faculté de Paris.

Avec des Reflexions fur les Objections qu'on luy a faites contre fa maniere de raifonner de la nature de l'Homme, & de l'ufage des parties qui le compofent.

Et cinq Lettres du mefme Autheur, fur le fujet de fon Livre.

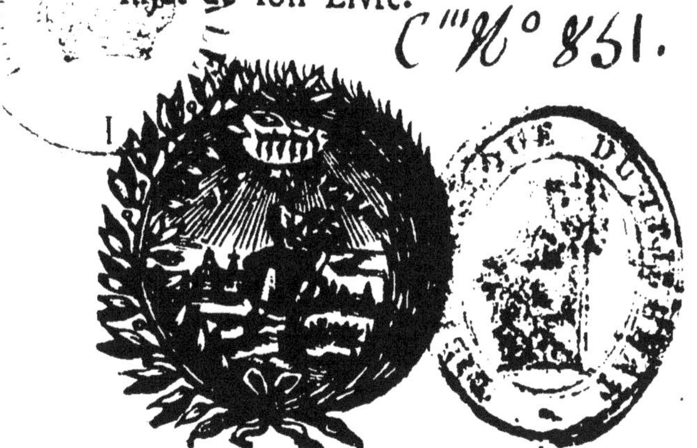

A ROVEN,
Chez JEAN LUCAS, ruë aux Juifs,
prés l'Hôtel de Ville.

____

M. DC. LXXV.
Avec permiffion.

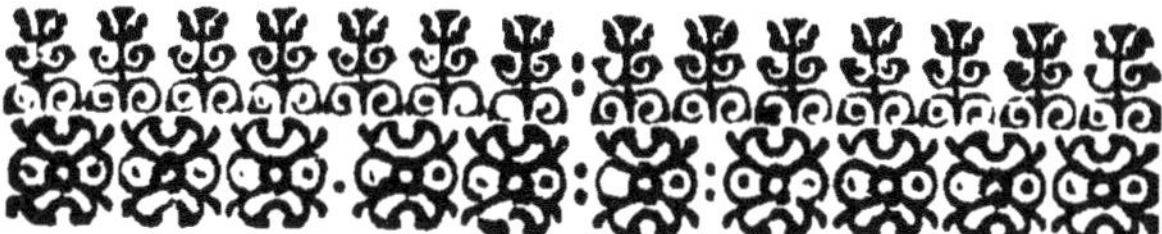

DE QUELLE MANIERE
une perſonne qui voyageoit
a trouvé ces Diſcours.

E ſortis de Paris, il y a quelque temps pour aller à mon
Prieuré, qui en eſt éloigné
d'environ cent lieuës ; & la
nuit m'ayant ſurpris la troiſiéme jour-
née, je fus obligé de décendre dans une
Hôtellerie, où je n'avois jamais logé,
quoy que j'aye fait pluſieurs fois ce
chemin. Apres m'eſtre fait déboter,
& avoir donné ordre à mon Laquais
d'avoir ſoin de mes chevaux, je demanday à l'hoſte s'il y avoit quelque
honneſte homme avec qui je puſſe ſouper, parce que je n'aimois pas à manger
ſeul. Si vous ne pouvez prendre vos

*

repas sans compagnie, répondit-il Monsieur vous courez risque de ne manger
d'aujourd'huy , car il n'y a icy autre
honneste homme que moy. Il me parut
de belle humeur , autant qu'un homme
de sa condition le pouvoit estre ; cela
fit que ie l'engageay à me tenir compagnie , & à en user avec moy comme
avec un de ses comperes. Ie fis porter du
feu dans une chambre, & j'achevay mon
Breviaire durant qu'on preparoit le souper ; on servit , nous nous mismes à table; ie fis boire à mon Hoste son vin tout
pur , afin d'augmenter sa gayeté ; il me
fit cent contes , dont ie riois tantost ,
parce qu'ils estoient risibles , & tantost
parce qu'ils estoient ridicules. Enfin ,
comme les gens de ce caractere s'épui-
sent facilement , ou pour le moins de-
viennent fatiguans , faute de discerner
ce qu'ils doivent dire; pour prendre un
autre divertissement , ie luy demanday
s'il sçavoit le Piquet , il dit qu'oüy ,
mais qu'il n'avoit point de cartes , &

qu'il valoit mieux boire que joüer.
Moy qui ne voulois pas faire débauche,
ie refusay la proposition, & le priay de
me prester un Livre s'il en avoit, il
me presenta ses Heures, croyant que ie
voulois prier Dieu; mais ie luy dis qu'il
faloit un Livre pour me divertir; Ie n'ay
rien autre chose, repartit il, si vous ne
voulez lire des Sermons qu'un Cordelier
oublia l'autre iour icy; il me semble
que i'ay vû en regardant ce que c'étoit
qu'ils sont encore plus beaux que ceux
de nôtre Curé. Il dit que nous ressusci-
terons avec des aisles, & c'est bien raisonner: car quel moyen d'aller iusqu'au
Ciel si nous n'avons des aisles pour y
voler. Ce plaisant Discours me donna la
curiosité de voir ces pretendus Sermons,
qu'il alla me querir. Ie pensay mesme
qu'un Sermon seroit un remede propre à
m'endormir, ou que s'il estoit bienfait,
il pourroit m'instruire & me divertir.
Quand mon Hoste fut de retour, il me
presenta un assez grand nombre de ca-

hiers roulez, dont la pluſpart tomberent à terre en les défaiſant ; mon Hoſte les ramaſſa promptement, diſant que cela luy ſerviroit à mettre du poivre & du clou-de girofle, ſi le Cordelier ne les redemandoit. Durant ce temps-là, j'avois jetté les yeux ſu· le commencement du cinquiéme Diſcours , qui a un Texte comme un Sermon ; mais qui eſt pris d'un Poëte, & non de la Sainte Eſcriture. Cette maniere de preſcher me ſurprit, & dans la préocupation où j'eſtois, je crûs apres avoir lû une periode, que c'eſtoit un Sermon pour la Feſte des Morts qui aprochoit, ie lûs encor cinq ou ſix lignes ſans me détromper : mais enfin ie vis avec une ſurpriſe extréme, & un ris que ie ne pus retenir, que ſur le raport de cet idiot, je m'étois d abord abuſé ! ie pris les autres cahiers, & ie connus facilement que c'étoient des Diſcours Anatomiques faits par un homme, dont l'eſprit me paroiſſoit n'eſtre pas du commun ; j'en fus fort aiſe, & ie

voulu

voulus les lire avec attention, car j'aime paßionnément la Physique. Avant
pourtant de congedier mon Hoste, ie luy
demanday ce qui luy avoit fait dire
que c'étoient là des Sermons. C'est, repli-
qua-il brusquement, qu'ils parlent de
Dieu & des Saints. Et de quels Saints,
luy dis-ie? de Saint François, répondit-
il, Patron des Cordeliers. Ie n'ay iamais
vû dans la Vie des Saints, que mon Pere
m'a fait lire quand i'étois ieune, ce qu'on
dit là de luy. Et qu'en dit-on, poursuivis-
ie? on assure qu'il sçavoit danser, chanter ioüer de la flujte, & ranger une
Armée en bataille. Ie ne pûs m'empescher de rire, en donnant le bon-soir à mon
Hoste pour avoir le loisir de lire en repos. Il est certain que le plaisir que ie
prenois en lisant cet Ouvrage, m'engagea à continuër iusqu'à deux heures
apres minuit, que ie me ccuchay, plûtost
parce que la chandelle me manqua que
par envie de dormir, car ie n'eus point du
tout de commerce avec le sommeil. Ie

paſſay le reſte de la nuit à refléchir ſur ce
que i'avois leu , & ſe loüay mille fois
le hazard qui m'avoit fait tomber entre mains un Ouvrage ſi rare. Le
iour eſtant venu mon Laquais vint
m'habiller , & m'avertir qu'il faloit
partir pour arriver de bonne heure au
giſte , puis que ie ne voulois point marcher la nuit. Il falut déieuner avant de
monter à cheval, & ie voulus encor que
mon Hoſte fuſt de la partie : il me de-
manda ſi i'avois trouvé les Sermons
beaux. Ie repartis qu'ils étoient un peu
extraordinaires , que ie les lirois tous s'il
vouloit me les laiſſer . & que i'aimois
mieux payer ma dépenſe en telle maniere qu'il y euſt dequoy pour avoir du pa-
pier où il pnſt mettre ſes Eſpiceries. Il
répondit qu'il me les laiſſeroit fort vo-
lontiers , qu'il ne ſe ſoucioit guere du
Cordelier , qui peut-eſtre ſçavoit ſes Sermons par memoire , puis qu'il n'étoit pas
venu les chercher depuis dix iours qu'il
les avoit oubliez. Ie le laiſſois à deſſein

dans l'erreur où il eſtoit, que c'eſtoient les
Sermõs d'un Cordelier, & feignois ſeule-
mẽt de m'en vouloir divertir, ſãs en faire
grand cas , de peur d'avoir plus de peine
à les obtenir. Ie fus fort ioyeux de la facilité que ſ'avois trouvée à les empor-
ter. Ie payay mon Hôte fort graſſement,
& luy promis de décendre toûiours chez
luy quand ie marcherois ſur la route. Enfin ie luy dis adieu , & me mettant à
cheval ie fis ce que ie pus pour arriver
au plûtoſt au lieu où ie voulois coucher.
L'impatience d'achever de lire me faiſoit voler. I'eſtois demeuré aux Reflexions , que ie lus toutes avant le ſouper,
& quand ie remarquay les Obiections
que les Docteurs avoient faites contre
les Diſcours, ie crus que l'Hoſte chez qui
ie les avois heureuſement trouvez, eſtoit
un Docteur , puis qu'il détachoit auſſi
bien qu'eux des propoſitions hors de leur
ſens, pour rendre ridicules des pensées
tres iuſtes & tres bien raiſonnées. Il falut dans cet inſtant me mettre à table,

± * ij

parce qu'on avoit servi. Ie ne fis que ré-
ver durant le souper. I'avois une passion
extraordinaire de sçavoir le nom de
l'Autheur pour luy rendre son Livre,
qu'il témoignoit avoir dessein de faire
imprimer, afin d'aquerir sa connoissance
par ce petit service, & de meriter dans
la suite son amitié, par tous les moyens
propres à l'obtenir. I'eus quelque esperan-
ce de le pouvoir découvrir dans des pa-
piers qui me restoient à lire, & qui sem-
bloient ployez comme des Lettres. Apres
avoir donc achevé de souper j'en ouvris
une, & regarday si elle estoit signée; ie
fus surpris avec ioye quand j'y trouvay
le nom de Monsieur Lamy, de qui j'a-
vois cent fois entendu parler avec estime, & que j'avois eu la curiosité d'écouter aux Escoles de Medecine dans toutes
les actions publiques qu'il a faites pour
passer Docteur, où j'avois tousjours eu
beaucoup de satisfaction. Mais ma ioye
fut bien-tost éteinte par la lecture de ses
Lettres; ie ne pus aprendre sans déplai-

sir l'iniustice qu'on luy a faite, & ie con-
ceus en mesme temps le dessein de le
vanger malgré luy, en faisant imprimer tout ce qui m'est tombé entre les
mains. D'abord donc que ie fus arrivé
au lieu où ie devois seiourner, ie dispo-
say le tout pour l'envoyer à un Impri-
meur. I'ay crû qu'il valoit mieux
mettre les Lettres au commencement
qu'à la fin; on y verra toute l'Histoire
de ce Livre, & on connoistra aisément
que Monsieur Lamy l'avoit envoyé à
un de ses amis, qui le luy renvoyoit
avec toutes ses Lettres, comme il l'en
avoit prié dans la derniere. Le Porteur
l'avoit aparemment oublié dans l'Hôtellerie où ie l'ay trouvé pour le bien
du Public, à qui ie pretens faire un
assez grand present, quoy qu'il soit du
bien d'autruy. De la maniere dont Monsieur Lamy parle dans ses Lettres, ie
sçay bien qu'il me sçaura mauvais gré,
s'il vient à me connoistre, de donner
son bien contre son dessein. Mais c'est

un bien dont il eſt la ſource, & qui peut ſe communiquer ſans qu'il le perde. Ce n'eſt pas là l'endroit par où ie l'offence le plus ; mais par les fautes d'impreſſion qui ſe ſont gliſſées autant par ma negligence, que par celle du Libraire. Si Monſieur Lamy l'euſt fait imprimer à Paris, il ſeroit ſans doute fort correct, mais on voit bien qu'il s'eſt laſſé d'en pourſuivre l'impreſſion. C'eſt une choſe étrange que dans un Royaume où les Corps ſont en liberté, les eſprits ſoient en ſervitude, & qu'on permette tous les jours d'écrire de nouveaux Romans, quand on défend d'imprimer de nouveaux ſentimens de Philoſophie. S'ils portoient prejudice à la Religion, ou à l'Eſtat, il n'y auroit rien à dire : Mais celui-cy, qui loin d'eſtre contraire à l'Eſtat, peut luy eſtre fort utile par l'embelliſſement qu'il donne à la plus noble de toutes les ſciences, pourquoy s'y oppoſer? eſt-ce qu'il offence la Religion, comment le pourroit-on ſoûtenir?

I'ay étudié en Sorbone, i'y ay mesme
des degrez, & j'en serois Docteur, si
l'on ne m'avoit refusé de me recevoir
de la Maison, parce que ie sçay la Philosophie de Descartes. I'ay leu la plufpart des Philosophes, & i'assure de bonne foy qu'il n'y en a point qui donne
une si belle idée de la Divinité que fait
Monsieur Lamy, ny dont les sentimens
soient plus soûmis à la Foy Chrestienne.
C'est avec une grande injustice qu'on
le calomnie, & il est surprenant que
l'on condamne un homme, d'abord qu'un
esprit de travers, dont la raison est à
bout, pour éviter le choc, luy impose
faussement d'avoir des opinions peu
conformes à la Religion. Ie m'emporte
pour sa défence, parce qu'en verité on
le persecute trop cruellement. Quel aveuglement à ceux qui en France font pro-
fession des Lettres, de laisser aux Estran-
gers toute la gloire d'écrire de nouvelles choses? où si l'on croit qu'il faille faire ainsi pour le bien de l'Estat. Pourquoy

ne pas défendre l'Imprimerie? car quelle
neceßité ou quelle utilité d'imprimer des
choses mille fois desja dites. Si les Ma-
giſtrats avoient connoiſſance de la ty-
rannie que les faux Sçavans exercent
contre les gens d'eſprit , ſans doute ils
y mettroient ordre ; ils ne ſouffriroient
pas que ces ennemis du bon ſens étou-
faſſent par leur ialouſie , des Ouvrages
qui pourroient augmenter la gloire de
toute la Nation , & faire connoiſtre
aux Eſtrangers que les François ne les
ſurpaſſent pas moins en eſprit qu'en va-
leur. Les honneſtes gens me ſeront obligez d'avoir mis au iour celui-cy malgré leur rage, & auront pour Monſieur
Lamy toute l'eſtime qu'il merite. Pour
moy ie voudrois avoir l'honneur de ſa
connoiſſance particuliere, pour l'aſſurer
qu'il n'y a perſonne au monde qui ait
plus d'eſtime pour luy que moy.

PREMIERE LETTRE
écrite par Monsieur Lamy,
à un de ses Amis.

APRES avoir long temps dif-
feré, je veux enfin vous satisfaire, & je souhaite que les
Discours que je vous envoye,
vous donnent autant de plaisir que vous
avez témoigné de passion pour les lire.
Vous n'auriez pas si long temps langui
dans l'attente de si peu de chose, sans les
obstacles impréveus qu'on a opposez à mes
desseins. Vous auriez vû cet Ouvrage imprimé il y a plus de quatre mois, si mes
Ennemis n'avoient employé tout leur artifice pour l'empescher. J'en serois pourtant
venu à bout malgré eux, si j'avois voulu
en essuyer les fatigues, & si je n'avois pre-
feré mon repos au chagrin que j'eusse pû
leur donner par l'édition de mon Livre. Je
voudrois, MONSIEUR, pour vous conten-
ter entierement pouvoir vous redire en peu

de mots , pourquoy j'ay fait ces Difcours
d'une maniere fi opofée à la commune;
Pourquoy je pris enfuite le deffein de les
faire imprimer , avec les Reflexions qui
font à la fin; de quelle maniere on a tra-
verfé ma refolution ; & pourquoy enfin je
l'ay abandonnée. Mais quand vous auriez
affez de loifir pour lire une fi longue Hi-
ftoire, je n'aurois pas affez de patience pour
la compofer. Je ne pourrois mefme, fans
douleur, vous faire ce recit, & fans rafraî-
chir la memoire de tant d'outrages qu'on
m'a faits, & que je voudrois bien oublier.
Eteignez donc , je vous prie, vôtre curiofité
fur ce point; ou du moins moderez là jufqu'à ce que vous foyez à Paris,où vous m'é-
pargnerez la fatigue d'écrire , & diminuë-
rez le chagrin que m'aporte le reffouvenir
des chofes fâcheufes que je vous raconte-
ray. Je fuis , &c.

SECONDE LETTRE,
où l'on a retranché ce qu'il n'étoit pas neceſſaire de donner au Public.

IL ſemble que je ſuis obligé d'occuper le loiſir que vous avez à la Campagne, & que vous me faſſiez grace de recevoir en differents temps les choſes que vous me demandez, ſans que je vous les aye promiſes. Vous avez trouvé le moyen de m'y engager, & de chaſſer ma pareſſe, par l'entremiſe d'une perſonne à qui je ne puis rien refuſer. C'eſt un artifice un peu malicieux pour obtenir ce que vous ſouhaitez, dont je ne puis pourtant vous ſçavoir mauvais gré, parce que ie ſuis bien aiſe de donner tous les jours à ✶✶✶✶ de nouvelles preuves de la ſincerité de mon zele ✶✶✶✶✶✶✶. J'entreprens donc avec plaiſir le recit que vous deſirez ; & je vais vous le commencer par la premiere partie.

Il y a environ un an que l'occasion se
presenta de faire ces Discours sur un cadavre de femme, chez un Chirurgien assez
connû dans Paris pour son adresse à disse-
quer. Il n'est point necessaire de vous dire
pourquoy je fus choisi ; il suffit que vous
sçachiez que je n'y pensois point, & que je
n'y estois point preparé. On m'en avertit
trois jours auparavant ; de maniere que ie
faisois chaque Discours la veille du iour
qu'il le faloit reciter. Je fus quelque temps
en doute si ie m'attacherois à l'exactitude
Anatomique, ou si ie m'étendrois davantage sur l'usage des parties. Enfin ie pris ce
dernier parti, parce que dans le peu de
temps que j'avois, ma memoire seroit
moins fatiguée, & que les Auditeurs devoient, ce me semble, estre tous satisfaits;
puisque les curieux y pouvoient trouver
quelque chose à leur goust ; & que les jeunes Chirurgiens pouvoient y aprendre la
disposition du corps, dans l'exacte démonstration qu'on faisoit de toutes les parties.
Bien des gens qui ne sont capables, ny de
faire un Discours purement Anatomique
bien arangé, ny de faire un raisonnement
sur les fonctions du corps, ont pourtant
pris la liberté de blâmer mon choix, & de

dire qu'il faloit faire un dénombremem
exaɕt de toutes les moindres parties , puis
qu'il y a beaucoup plus de travail. Cependant ie n'ay pas fait grand cas de leur cen-
sure. Il y a beaucoup plus de fatigue à porter un pesant fardeau, qu'à faire une montre. J'aimerois pourtant mieux estre habile
Horloger, que fort Crocheteur. Tout le
monde presque est capable de faire un Discours du nombre des parties qui composent le corps, d'enseigner leur situation , &
de décrire leur figure. Il ne faut qu'avoir
vû les dehors de la nature, & mesme il ne
faut que copier les Livres. Mais pour expliquer les fonctions & les usages ; pour
établir un principe , dont on doit prévoir
toutes les conséquences ; pour renverser
ceux qui sont déja receus , il faut penetrer
le sein de la nature , & découvrir ses secrets
les plus cachez.

M'étant donc confirmé dans le choix que
ie jugeois le plus glorieux & le plus propre
à un Medecin , qui doit estre bon Physicien. Je rapellay dans mon esprit toutes les
Reflexions que i'ay autre fois faites sur la
maniere commune de raisonner de l'usage
des parties , & sur l'explication qu'on fait
de toutes les fonctions. Je fis dessein de les

dire publiquement, pour voir de quelle maniere on les recevroit; & pour montrer au Docteur à qui ie m'adreſſe dans mes Diſcours, qu'il m'étoit facile de les établir & de les foûtenir. Au lieu donc de fuivre la methode des autres, ou d'encherir fur ce qu'ils ont dit touchant la preéminence de l'homme : j'ay voulu faire obſerver que par les puis dons de la nature, il n'eſt pas ſi élevé au deſſus des animaux, comme il s'i-magine. Je m'étonne de la maniere dont la pluſpart ont receu mes Diſcours ; car ſi pour avoir prouvé que l'homme n'eſt point le maiſtre de l'Univers, qu'il n'a d'empire fur les animaux, que celuy que luy donne l'adreſſe ou la force ; & que ces animaux ont meſme droit fur luy, & tous enſemble les uns à l'égard des autres. Si, disje, pour des propoſitions ſi veritables, & ſi aisées à reconnoiſtre, ils ont paſſé de la ſurpriſe à la fureur : Que feroient-ils devenus ſi j'a-vois montré qu'il eſt naturellement plus difficile à l'homme de vivre heureux, qu'à tout le reſte des animaux. Cependant on peut avec un peu de reflexion connoiſtre cette verité. L'avarice & l'ambition , les plus ordinaires bourreaux de l'homme , ne troublent iamais le repos des beſtes ; les

maiſtres fâcheux ; la neceſſité d'aprendre
des Arts, ne meſlent point d'amertume à
leurs plaiſirs. Les Loix ny les Coûtumes ne
preſcrivent point de bornes à leurs amours;
Les procez & la perte des biens ne leur donnent point d'inquietude ; & la crainte de ce
qu'elles deviendront apres leur mort, ne les
trouble jamais. En un mot, par le nombre
infini des fâcheux accidens à quoy l'homme eſt ſoûmis, & dont il éprouve toûjours
quelques-uns, on peut reconnoiſtre qu'il
eſt preſque impoſſible qu'il vive un iour
dans le bon-heur, au lieu que les animaux
dont les deſirs ſont beaucoup moins va-
ſtes, ont tres peu de choſes qui troublent
leur repos. Vous pouvez, Monsieur,
y faire reflexion dans vos deſerts, & voir
que la verité ſeule m'a fait parler, en atten-
dant que ie vous envoye à mon premier
loiſir la ſeconde partie de mon recit. Je
ſuis, &c.

VOus estes, MONSIEUR, encor plus impatient que ie ne suis paresseux, & vous devriez considerer que l'on n'est pas toûjours en humeur d'écrire. Ce ne sont pas les loüanges que vous me donnez, qui m'engageront à vous faire réponse, mais la promesse que ie vous ay faite de satisfaire vostre curiosité. Il faut donc maintenant vous dire ce qui me fit prendre le dessein de mettre en lumiere les Discours que ie vous ay envoyez.

Dans le temps que ie les recitay, ie remarquay que mes Auditeurs avoient plus de satisfaction que de dégoust, & l'attention avec laquelle ils m'écoutoient, estoit un témoignage qu'ils n'en estoient pas mécontens. Cependant quelques iours apres on en fit courir d'étranges bruits par la ville, & ie fus merveilleusement surpris de tous les contes qu'on en faisoit. Les uns asseuroient que j'avois dit, que les hommes de-

vroient eftre cornus : Les autres que Dieu
s'eftoit trompé dans leur ftructure. Ceux-
cy que j'avois détruit la Providence ; ceux-
là que Dieu avoit pris trois Dés pour former le monde, & livré chance à chacun des
Eſtes qu'il y vouloit mettre, pour voir les
perfections qu'il devoit luy donner. En un
mot, rien n'eſt iamais tóbé de ſi extravagát
dans l'eſprit de l'Empereur des petites mai-
fons, que ce qu'ils m'accufoient d'avoir
avancé dans mes Diſcours. Je crûs que cela venoit de la part de ces jeunes garçons
Chirurgiens qui fe trouvent aux Anato-
mies : C'eſt pourquoy fans me chagriner,
ie pris feulement la refolution de ne parler jamais en public, où il y a toûjours
beaucoup plus de petits efprits, que de gens
d'un heureux genie, & capables d'un jufte
difcernement. Mais dans la fuite, ie ne pûs
fans une furprife extréme, & fans un fecret
mouvement de dépit, voir des perfonnes
que j'honore, pour qui j'ay de la déferen-
ce, & qui depuis long temps m'ont donné
leur amitié, par la feule eſtime qu'ils ont
faite de mon efprit ; Voir dis-je mes amis
balancer dans le doute de ce qu'ils devoient
croire de tout ce qu'on difoit de mes Difcours.

Certainement ie ne pouvois imaginer comment ils avoient pû prester l'oreille à des extravagances si visibles, & si éloignées d'un esprit du caractere du mien ; Il ne me fut pas mal-aisé de les tirer d'un doute si desavantageux pour moy, & j'ose dire un peu honteux pour eux, qui devoient mieux me connoistre, ou ne me pas estimer. Je leur fis la lecture de mes Discours, où ils ne trouverent rien d'aprochant des faux bruits qu'ils avoient entendus; quoy qu'ils y remarquaffent des sentimens contraires à l'opinion commune, mais affez bien établis & faciles à soûtenir. Comme ie fais peu de cas de la reputation qu'on acquiert parmy les esprits mediocres, & que les loüanges me fatiguent, loin de me toucher, si elles ne partent de la bouche de gens, pour qui j'ay de l'estime. Je crûs avoir affez fait d'avoir détrompé mes amis, & ie ne croyois pas devoir plus long temps occuper mon esprit des folles imaginations qu'on m'attribuoit. J'étois donc affez tranquile sur ce point, lors qu'on m'avertit que Monsieur Cressey, l'un de nos Docteurs, contre qui principalement mes Discours sont faits, devoit au Jardin Royal en faire un contre moy, pour refuter toutes mes opinions. J'y

fus, je l'écoutay, & je remarquay que loin
de refuter mes fentimens, il ne les avoit pas
compris. Ce n'etoit donc qu'un amas de
calomnies, que groffieres erreurs en matiere de fait, qu'impoftures incroyables , &
qu'impertinentes redites. Alors certainement ie reconnus plus que jamais , que
l'habit de Docteur n'eft pas toûjours une
marque affurée de beaucoup de fuffilance
dans celuy qui la porte ; & que ce titre qui
devroit avoir pour fondement la fcience &
la vertu , fe trouve quelque-fois dans des
gens qui ont fort peu de l'un & de l'autre.
Veut-on moins de fcience que d'ignorer
les fentimens d'Epicure, qu'il entreprenoit
de refuter, & de ne comprendre pas de
qu'elle maniere on doit raifonner. Veut-on
moins de vertu que de tâcher de me perdre,
& de me rendre odieux à toute la terre par
fa calomnie ; moy dont il a autre-fois re-
cherché l'amitié avec tant d'empreffement,
& que ie luy accorday avec une fi honnefte
facilité, ne fçachant pas qu'il en deuft fi
méchamment abufer.

Dans les Difcours qu'il fait, il fe trouve
un grand nombre d'Auditeurs, qu'on fçait
bien qu'il ne doit pas tout à fon merite,
mais à la bonté du Roy , qui leur fait avoir

en 'ce lieu là une libre entrée ſans rien
payer. Ces gens prévenus par ſes impoſtu-
res , firent que les mauvais bruits contre
moy coururent par la Ville , beaucoup plus
fort qu'auparavant. C'eſt pourquoy ie pris
le deſſein de faire imprimer mes Diſcours,
avec les Reflexions que vous avez veuës ,
afin de me iuſtifier publiquement d'une calomnie publique. Vous verrez dans la premiere Lettre que ie vous écriray , les obſtacles qu'on a aportez pour empeſcher un
deſſein ſi juſte , & vous ſerez ſurpris des
outrages que m'ont fait mes propres Con-
freres. Je ſuis , &c.

Quatriéme Lettre.

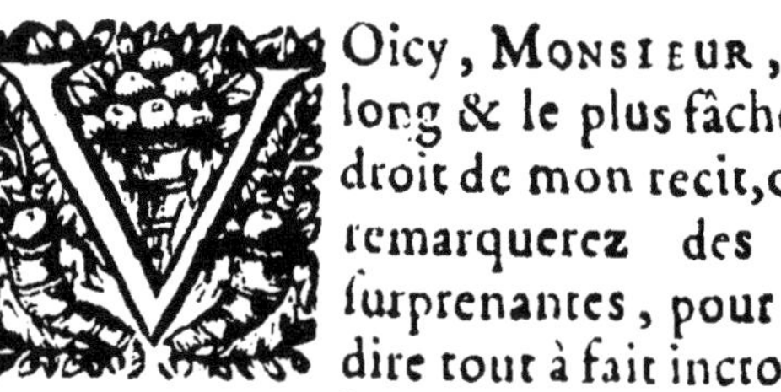

Oicy , Monsieur , le plus
long & le plus fâcheux endroit de mon recit, où vous
remarquerez des choſes
ſurprenantes , pour ne pas
dire tout à fait incroyables.
Lors que j'eus formé la réſolution de faire
imprimer mes Diſcours, il falut me déterminer ſur la maniere dont j'en devois uſer
envers

envers la Compagnie dont i'ay l'honneur
d'eltre, & voir si ie demanderois son aprobation, ou si ie la negligerois. Comme
mon inclination me porte à faire toûjours
les choses, en sorte qu'on ne puisse rien me
reprocher. Ie suivis sans repugnance le
conseil de mes amis, qui me persuaderent
de luy presenter mon Livre ; parce que le
Parlement depuis peu avoit soûmis à son
examen tous les Livres de Medecine. Ie le
mis donc entre les mains de Monsieur le
Doyen pour en parler à la Compagnie, &
faire nommer des Docteurs qui le pussent
lire pour en dire leur sentiment, & en faire
leur raport. Ie voudrois, MONSIEUR, pouvoir vous redire de quelle maniere la chose
se passa ; quelles cabales secretes & mesme
manifestes furent faires pour traverser mon
dessein. Combien de Docteurs avec une
injustice que rien n'est capable de me faire
oublier, s'efforcerent d'empescher qu'on ne
nommast des gens pour l'examiner. I'ob-
servois dans cette conjoncture les Discours
& la contenance de tout le monde ; & i'é-
tois dans une surprise extréme, de voir des
personnes avec qui ie n'avois iamais rien
eu à démesler, d'autres mesmes qui m'a-
voient fait offre de leur amitié & de leurs

services, s'employer avec une extraordinaire chaleur à me deffervir. Je deteftay de bon
cœur, ie vous affure, leurs perfides & mali-
cieufes manieres ; & ie fentis naître pour
eux une averfion dans mon ame que ie
n'en pourray iamais arracher. Ce n'eft pas
en verité, Monsieur, l'amour que i'ay
pour mes Ouvrages, qui me donnoit ces
mouvemens contre ceux qui s'efforçoient
de les étouffer, mais la haine mortelle que
i'ay toûjours eüe pour la mauuaife foy, &
pour l'injuftice. Enfin apres une tres longue conteftation, l'on me donna huit Do-
éteurs, dont le plus ancien eftoit mon plus
irreconciliable ennemi. On n'en donne
d'ordinaire que quatre, pour quelque Livre que ce foit ; mais on voulut me traiter
favorablement en enfant de la maifon. Cependant ie ne me rebutay point, ie fus chez
tous en particulier leur rendre une vifire de
civilité, quoy qu'ils demeurent en des lieux
fort éloignez. Il y en eut veritablement
pour qui mes complimens furent extrémement froids, & fi l'artifice de mes paroles
déguifoit mes fentimens, mes yeux & les
mouvemens de mon vifage les découvri-
roient malgré moy. J'étois moralement affuré qu'ils me feroient de la peine ; & il

n'eſt pas naturel de careſſer ceux qui nous
outragent. Neantmoins ie demeuray toûjours dans les bornes d'une tres grande
honneſteté ; mais tous mes empreſſemens
& mes prieres n'ont pû empeſcher que mes
Diſcours n'ayent eſté trois mois entre les
mains de ces huit Meſſieurs, dont la pluſpart pourtant eſtoient de mes amis , & fai-
ſoient tout ce qu'ils pouvoient pour m'ex-
pedier. Jugez, MONSIEUR , qu'elle fatigue pour moy, qui ſuis l'homme du monde
le plus impatient , & le moins propre à
avoir les aſſiduitez qu'il faut pour preſſer
une affaire. Apres que tous ces Meſſieurs
eurent leu mon Livre en particulier, il falut
qu'ils s'aſſemblaſſent pour en conferer en
commun. Mais avant que ie vous die ce
qui ſe paſſa dans leur Aſſemblée, il faut que
ie vous faſſe le portrait de deux de ces Meſſieurs , afin que vous puiſſiez mieux comprendre tout ce que i'ay à vous raconter, &
connoiſtre plus clairement toutes les peines
que i'ay eües. J'ay pour tous les deux des
paſſions bien oppoſées ; neantmoins ny l'a-
mitié ny la haine ne meſleront rien d'étran-
ger à la peinture que ie veux vous faire.
L'un s'apelle Monſieur Blondel, c'eſt un
de nos plus anciens Docteurs , qui paſſe

pour sçavant chez quelques-uns. Il a beaucoup lû, & sa memoire est fort heureuse. Il
sçait fort bien décider, s'il faut lire un mot
Grec, ou un autre, dans Hypocrate & dans
Galien. Il les idolatre en telle forte, qu'il
ne veut entendre parler que de ce qu'ils
ont dit, & les vieilles erreurs font plus
de son goust que les verités nouvelles. Il
sçait fort bien les noms des plantes, & les
connoit comme les Jardiniers. Il en sçait
les vertus à la maniere Galenique. Il en me-
fure les degrez de froid & de chaleur, avec
une justesse qui surprend tout le monde. Il
en cultive plusieurs avec beaucoup de soin.
Il a tant d'aversion pour la chymie, qu'il
ne sçauroit en oüir un seul terme sans se
récrier. Il a une tres grande inclination
pour enseigner sans aucun interest, & sans
qu'il y soit obligé. Je vous assure que ie l'ay
vû se donner la peine de venir tous les iours
de la porte de Saint Denis à nos Escoles,
pour un seul Escolier, qui le quitta enfin,
parce qu'il n'estoit pas assez sçavant pour
l'entendre, & que l'Hebreu & le Grec
dont ses Discours estoient remplis,
estoient pour luy des langages point ou
peu connus. Il est vray que ce Monsieur
est tres curieux des Etymologies, & tâche

de ramaffer dans fes Traitez tout ce qu'il a
lû autre fois. De façon que dans un Livre
qu'il vouloit faire du vomiffement, & des
remedes émetiques, il donna une Preface
de la chymie ; & pour en trouver l'Autheur, il remonta jufqu'au delà du Deluge,
& fit une queftion, fçavoir fi Tubalcain en
avoit efté l'inventeur ; parce qu'il eft dit de
luy au 4. chap. de la Genefe, qu'il faifoit
des ouvrages de cuivre & de fer. Il faut
maintenant que ie vous faffe voir fon difcernement & fa maniere de raifonner, dont
ie vous feray le Juge. Il m'a dit à moy que
la Dioptrique ie Defcartes eft le plus impertinent ouvrage du monde. Enfuite qu'E-
picure eftoit foû, & tous ceux de fa fecte,
d'admettre du vuide épars dans le monde, &
voicy fon raifonnement. Dieu, dit-il, eft
le monde archetype ou exemplaire : Or il
eft certain que Dieu n'a point de vuide
dans luy mefme ; donc il n'y en a point non
plus dans le monde. Comme j'étois encor
Bachelier, & obligé de difputer contre un
de mes Compagnons, on avoit par je ne
fçay quelle fatalité inferé dans la Thefe
quelque chofe du mouvement des Cieux.
Cela me donna occafion de faire un Difcours préliminaire de la beauté de l'Aftro-

nomie, de la fimplicité du Syfteme de Coperniq , & de la facilité avec laquelle on
pouvoit dans cette opinion expliquer tous
les Phænomenes : & en fuite par des Arguments ie voulus démontrer la verité de
ce Syfteme. Le Bachelier qui me répon-
doit, devant Dieu foit fon ame car il eft
mort depuis, n'avoit pas beaucoup d'efprit;
& ie puis dire fans faire tort à fa memoire,
qu'il n'avoit aucune teinture de cette fcience ; de façon qu'il fe trouva démonté au
troifiéme Syllogifme, où ie parlay de l'in-
croyable rapidité qu'on devoit atribuër au
premier mobile , dans l'opinion contraire à
celle de Coperniq , puifque fupofé le
mouvement de la terre , il faut avoüer
qu'un point dans fon Equateur doit aller
auffi vifte qu'un boulet de canon. Monfieur
Blondel pour foulager le répondant , dit
que cela eftoit Heretique , ie luy repli-
quay plus humblement qu'un Novice
des Capucins à fon Pere maiftre , fuivant le devoir d'un Bachelier : Qu'on avoit
autre fois avancé que l'opinion de Coperniq eftoit Heretique. Qu'il pouvoit
y avoir de l'erreur dans la fuputation que ie
faifois ; mais qu'on ne pouvoit jamais dire
qu'il y euft de l'Herefie, puifque ce n'eft

pas un point de Religion de sçavoir bien
conter, il repartit que ce n'étoit pas là un
fait de Medecine, j'en demeuray d'accord; & là dessus un Docteur prenant mon
party, luy dit, que puis qu'on avoit mis la
proposition dans la These, ie pouvois difputer contre. Et bien repliqua Monsieur
Blondel, qu'il prouve que la terre tourne,
mais qu'il le prouve medicinalement. Je
vous avoüe que ie ne pûs le faire, & qu'il
falut en demeurer là. Un Escolier de Medecine qui a de l'esprit, & qui n'a rien à
démesler avec Monsieur Blondel, ny aucun
sujet de luy imposer, m'a asuré que dans
nos Escoles il avoit dit une fois que tous
ceux qui employent le Chinchina pechent
mortellement, & qu'ils font un pact im-
plicite avec le diable. Et pour montrer que
la guerison qu'on obtient par ce remede est
magique: C'est, disoit-il, qu'il agit sur
toutes fortes de temperamens, & qu'apres
un certain temps la maladie revient, ce qui
a esté reconnu de tous ceux qui ont écrit
contre les Magiciens, pour le veritable caractere d'une guerison diabolique. Je vous
laisse, MONSIEUR, la liberté de juger du
caractere de cet esprit, car pour moy ie n'ay
pas de Jurisdiction sur de si grand genies.

Pour achever ma premiere peinture, ie vous diray qu'il se pique de beaucoup d'integrité, qu'il semble fouler aux pieds tous les interefts mondains, pour maintenir nos Statuts dans leur vigueur. Que tout ce qu'il dit, ou ce qu'il fait, eft tousjours apuyé d'un motif fort loüable, & qu'il ne fait jamais de mal à perfonne que par charité. Vous verrez dans la conduite qu'il a eüe à mon égard, s'il ne s'eft point un peu relâché de fa bonne foy ordinaire, & de la Juftice qu'il pretend faire à tout le monde. L'autre Docteur dont ie vous veux parler, fe nomme Morfieur Lienard, c'eft affurément un tres bel efprit, qui a beaucoup de pénetration, un genie fort aisé, un jugement tres folide; il n'eft point prévenu, point opiniâtre dans fes fentimens. Il n'eft ny fuperftitieux pour l'antiquité, ny Partifan de la nouveauté; il examine les opinions fans fe foucier de leur âge; il eft par confequent tres bon Phyficien, & tres bon Medecin. Il fçait parfaitement les belles Lettres; on ne s'ennuye point avec luy; fa converfation charme, on n'y voit rien de Pedant, toutes fes manieres font honneftes, il ne fçait pas moins bien le monde que les fciences du cabinet. Il s'ouvre fort sincerement a ses amis, & les oblige toûjours de bonne grace ; en un mot, c'est un veritablement honneste homme. Vous pouvez me croire, car ie sçay peu loüer, & nul interest ne peut m'arracher une loüange pour un sujet qui ne la merite point. La seule estime que j'ay pour ce Monsieur, me fait parler de la sorte, & fait toute mon attache aupres de luy. Voila les deux Docteurs dont j'avois à vous parler, parce qu'ils se sont donnez le plus de peine ; l'un à me servir, l'autre à me desobliger. Lors donc que ces Messieurs eurent pris iour pour s'assembler, Monsieur Lienard y fut à dessein de répondre à toutes les objections qu'on me pouvoit faire, de la maniere que nous l'avions concerté. Cependant la pluspart du temps se passa à parler de choses indifferentes, pendant qu'on attendoit un des Examinateurs qui ne vint point, parce que Monsieur Blondel pour ne rien conclure, l'avoit prié d'avoir des affaires, & de ne se point trouver à l'Assemblée. Il s'opiniâtra contre les six autres qui vouloient décider, parce qu'ils estoient d'avis, quoy qu'ils n'entrassent pas tous dans mes sentimens, de me laisser pourtant la liberté de les imprimer. Comme l'obstination de

Monfieur Blondel eft toûjours invincible,
il falut en demeurer là ; il montra des remarques beaucoup plus groffes que mon
Livre, qu'il avoit pris la peine de faire pour
empefcher qu'il ne fuft imprimé. Il n'y en
avoit pas une fondée fur la raifon. Il difoit
feulement que mes fentimens eftoient contre Galien, contre les Statuts , contre la
Sainte Efcriture : Que j'établiffois les nouvelles opinions, & cent autres chofes de
mefme forte qui ne meritent pas d'eftre redites, parce qu'elles font fauffes ou ridicules. Apres avoir apris de Monfieur Lienard
le Refultat de cette Conference , nous prif-
mes refolution de l'aller voir enfemble , &
nous l'execurâmes le lendemain ; nous
n'eufmes de luy autre réponfe , finon qu'il
ne pouvoit rien faire fans cet autre Exami-
nateur. Monfieur Lienard s'engagea de l'y
faire trouver au iour & à l'heure qu'il nous
marqueroit , il refufa plufieurs fois de
nous donner iour , jufqu'à ce que Monfieur Lienard fe fâchant de la maniere dont
il en ufoit, il fe refolut enfin de nous accorder ce que nous demandions. Je fus
prier ce Docteur de fe rendre chez Monfieur Blondel, à l'heure qu'il nous avoit
marquée, Monfieur Lienard luy en fit auffi

fes inftances, il nous promit à tous deux feparément. Par un accident impréveu, Monfieur Lienard fut obligé d'aller le iour qu'on avoit pris, voir une perfonne de qualité malade à la campagne, & m'écrivit qu'il me confeilloit pourtant de me trouver au rendé-vous, & qu'il eftoit tres fâché de n'y pouvoir eftre. J'y fus, & y demeuray prefque deux heures avec Monfieur Blondel, fans pouvoir jamais le faire entrer en matiere. Il m'entretenoit toujours de chofes indifferentes, ou plûtoft extrémement ennuyeufes & fatigantes; car il ne dit rien de fi trivial, qu'il ne l'apuye de l'authorité de ces grands noms que l'on a jufqu'icy reverez, pour ne pas dire un peu trop idolatrés. Et ainfi quand il parle, c'eft toujours comme dit Hypocrate, comme dit Ariftote, comme dit Platon. Et cette maniere d'entretien me defole; car ie veux un homme qui parle de luy mefme, & qui ne foit pas le fimple Echo des autres. Il n'étoit pas moins ennuyé que moy; car ie penfe que la diverfité de nos genies & de nos inclinations nous rend infuportables l'un à l'autre. Enfin pour achever la Comedie de ce iour là, on vint l'advertir dans fa falle qu'on le demandoit: Et peu apres il revint

à moy, pour me dire que c'eſtoit de la part
du Docteur que nous attendions, qui ne
pouvoit venir. Il blâma extrémement la
negligence de ce Monſieur, qui manquoit
toûjours aux aſſignations, & qui me donnoit tant de peine. Un moins habile homme que moy euſt crû qu'il n'avoit point de
part à la fomberie, cependant il en eſtoit
l'Autheur; car Monſieur Lienard qui voulut ſçavoir lequel des deux ſe moquoit de
nous, aprit de ce Docteur que Monſieur
Blondel luy avoit envoyé dire de ne point
venir, & que la Conference ne ſe feroit
pas. Voyez la bonne foy & l'integrité de ce
Monſieur, qui a toûjours Dieu & les Lo'x
dans la bouche pour iuſtifier ce qu'il fait.
Je raſſemblay encore une fois ces ſix Meſſieurs chez luy; Le ſeptiéme, malgré ſes pro-
meſſes manqua toûjours de s'y trouver, à la
priere de Monſieur Blondel, qui vouloit
avoir ce pretexte pour ne jamais conclure.
Je voulus y eſtre pour répondre à ce qu'il
pourroit dire, mais ie n'en eus point la peine, car il ne voulut point parler ſur la matiere, ny propoſer aucune raiſon de ſon inſuportable enteſtement. Cependant tous
ces Meſſieurs, excepté luy, pour terminer la
choſe, écrivirent leurs ſentimens, qu'ils
ſignerent,

fignerent, & luy laifferent comme au plus ancien, pour en faire le raport à la Faculté. Je croyois venir à bout de mon deffein, ayant fix Juges pour moy , contre deux tout au plus , & que ie pouvois tous deux iuftement recufer ; l'un, parce qu'il eft mon ennemy juré ; l'autre , parce qu'il eft amy intime de mon ennemy,& qu'il a dás cette occafion condefcendu à tous fes deffeins. Mais enfin ie n'en voulus rien faire , m'a-puyant fur le nombre & fur le merite de ces fix Meffieurs, qui tous eftoient d'accord que ie fiffe imprimer mon Livre. Dans les Confultations,difois-je en moy-mefme,où il s'agit de la vie des hommes, on détermi-ne de leur fort par la pluralité des voix ; à plus forte raifon on iugera de mefme dans l'edition de mon Livre ,qui ne peut faire mourir perfonne. Mais ie m'étois fort abu-sé, car i'ay reconnu depuis qu'il n'eft pas fi important de faire mourir un homme de quelque condition qu'il foit , comme il eft de confequence d'étouffer dés la naiffance les veritez nouvelles. Suivant cette illuftre maxime, Monfieur Blondel prift toutes fes mefures, pour empefcher luy feul que l'af-faire ne réüffift. Monfieur le Doyen choifit à ma priere un iour d'Affemblée,pour faire raporter tous les Livres qui eſtoient entre les mains de divers Docteurs pour exami- ner , & ſçavoir le jugement qu'ils en fai- ſoient. Il ne parla point du mien en parti- culier, non plus que des autres. En effet, comme on l'avoit donné depuis quatre mois, & que j'étois un Docteur de la Com- pagnie , il ſembloit qu'on devoit me faire autant de grace qu'à des Chirurgiens de Village, & à des Barbiers de Paris , qui n'a- voient preſenté les leurs que depuis trois ſemaines. Cependant les ouvrages de ces illuſtres Autheurs paſſerent ſans conteſta- tion , & quand on vint à parler du mien, Monſieur Blondel s'y oppoſa , & dit qu'on n'avoit point ſpecifié mon Livre dans le Billet qu'on avoit fait courir pour l'Aſſem- blée , & qu'ainſi il ne s'étoit pas preparé à en faire le raport. Mes amis s'échaufferent inutilement pour luy montrer l'injuſtice de ſon procedé, il falut neceſſairement qu'il l'emportaſt. Veritablemét il n'avoit pas en- cor fait ſa cabale, ny prévenu à mon deſavá- tage tous ceux qu'il vouloit prévenir. Enfin donc Monſieur le Doyen me fit la grace de me donner une Aſſemblée en toutes les formes que Monſieur Blondel avoit ſou- haitées , afin qu'il n'euſt plus d'excuſe pour

retarder la decifion d'une chofe qu'on n'a-
voit desja que trop long temps differée.
Monfieur Blondel vint avec toutes fes remarques, & par un artifice qu'on ne peut
aflez detefter, aporta des propofitions feparées des autres qui les rectifient, & qui veritablement feules ne pouvoient pas pafler.
Ces Meffieurs qui les avoient leuës avec
luy, contefterent fes fentimens ; il falut
pour s'éclaircir lire les endroits du Livre, &
apres un debat de trois heures entre mes
amis, mes ennemis tant fecrets que cachez, & les indifferens, on refolut que le
Livre pafferoit, pourveu que la Faculté de
Theologie vouluft l'aprouver. Ce fut une
modification qu'on trouva, mais qui me
reculoit encore extrémement, neantmoins
ie voulus poufler la chofe iufqu'au bout.
Mr noftre Doyen le mit donc entre les
mains de qui il voulut ; ces Meffieurs de
Theologie le lûrent affez promptement, &
firér une réponfe à Monfieur nôtre Doyen
fort prudente, & qui ne les engage à rien,
car ils ne voulurent figner ny pour ny contre. En effet, ce n'eft point à Meffieurs les
Theologiens à lire des Difcours Anatomiques. La fublimité de leur fcience qui s'oc-
cupe toute entiere aux chofes Divines, ne

leur permet pas de s'abaisser à la consideration de toutes les parties d'un miserable cadavre. Monsieur nôtre Doyen me rendit
donc à la fin mon livre, apres huit mois de
détention, où il a toûjours esté entre l'Estre
& le neant, jusqu'à ce que j'aye bien voulu
l'empescher de paroistre au jour pour mon
propre repos , & pour le bien de la paix,
comme vous aprendrez dans la premiere
Lettre que ie vous écriray, qui sera la derniere sur cette matiere. Je suis, &c.

<h3 style="text-align:center">Cinquiéme Lettre.</h3>

VOus avez raison, MONSIEUR, de vous
étonner du procedé qu'on a tenu avec
moy, & encore plus de la maniere dont i'ay
souffert toutes les peines qu'on m'a faites.
Car effectivement si ie suis heritier des mi-
seres de Iob, ie ne le suis pas de sa patience:
& quand mesme j'en aurois autant que
luy, quel moyen de souffrir tout ce que i'ay
souffert sans s'émouvoir, & sans demander
comme il a fait quels crimes i'ay commis,
pour estre accablé de tát de disgraces. Dans
une Compagnie où i'ay entré avec assez
d'honneur, je trouve des ennemis que je
n'ay jamais offencez. Ie trouve des perse-

cuteurs où ie penſois trouver de l'apuy ; ce
n'eſt pas que les plus hóneſtes gens n'ayent
de l'amitié pour moy ; mais en verité les
amis communs n'ont jamais tant de chaleur à nous ſervir , que nos ennemis ont
d'empreſſement à nous nuire. Il faut eſtre
ſerrez par des nœuds d'une amitié fort
étroite, pour épouſer entierement les inte-
reſts les uns des autres ; & cette amitié par-
faite eſt tres rare , & ne ſe peut jamais lier
qu'entre fort peu de gens. Puiſque vous
voyez, Monsieur, qu'on m'a fait des outrages ſi ſenſibles, la prudence m'oblige de
ne m'expoſer plus à en recevoir, & de me
dérober à des peines que je puis facilement
éviter. Je ne puis jamais rien mettre au
jour, ſans m'attirer les meſme fatigues, que
j'ay déja eſſuyées: Et quelle neceſſité d'expoſer mon repos ! mes Livres ne me ſont
d'aucune utilité, je n'écris pas dans un genre propre à me faire avoir un Archeveſché;
ie n'ay jamais eu deſſein de rien prendre de
mes Libraires, quand mes Livres leur apor-
teroient un grand profit. C'eſt une choſe
indigne d'un homme de Lettres de vendre
ſes penſées ; écriray-je pour l'utilité des autres ? Que ſçay-je, s'il y a des gens qui en
vouluſſent profiter ? & de plus quel beſoin

de m'ériger en Maiſtre du genre humain, quand perſonne ne m'en ſolicite. J'aime mieux mon repos, & la converſation de mes amis, à qui je pourray découvrir en liberté toutes mes penſées. Ce que le vulgaire aprouve n'eſt pas de mon gouſt, & moy je n'ay jamais eu deſſein de luy plaire. Il y a long temps que je ſuis dans ces ſentimens. J'avois eu deſſein d'en ſortir pour une fois ſeulement, afin de me juſtifier par l'édition de mes Diſcours, des calomnies qu'on m'a impoſées. On y a tant mis d'obſtacles, que je ne veux pas m'expoſer à de nouveaux, en faiſant imprimer mon Livre malgré ceux qui s'y ſont oppoſez. Ce n'eſt pas de crainte qu'ils ne renverſent mes raiſonnemens par les leurs ; mais ils ont du credit pour me perſecuter. Je ſçay bien que je pourrois me défendre ſi l'on m'en laiſſoit la liberté. Quand quelques Theologiens mal-intentionnez pour moy deſ-aprouveroient mon Livre, ce que je ne penſe pas qu'ils vouluſſent faire, je pourrois m'en defendre par l'Aprobation des Facultez de Flandre, où les opinions nouvelles ſont maintenant en credit. Je pourrois meſme leur dire qu'une propoſition n'eſt point Heretique, ſi elle n'eſt formellement oppoſée à des lieux de l'Ecriture Sainte, que je ne puiſſe expliquer en ma faveur, ou à des Decrets des Conciles, à qui je ne puiſſe donner un ſens favorable, ou enfin à une tradition univerſellement receuë de toute l'Egliſe. Or je ſçay bien qu'il leur ſeroit impoſſible de me montrer aucune propoſition de cette nature dans tous mes Diſcours. Mais ſi j'entreprenois tant de choſes, dans quelle mer ſeroit-ce m'embarquer ? J'irriterois contre moy ſes flots en ſi grand nombre, qu'ils m'enſeveliroient infailliblement, quoy qu'avec injuſtice. La multitude qui n'a point de diſcernement s'imagineroit qu'ils combatroient pour l'intereſt du Ciel, & croiroit faire à Dieu un Sacrifice agreable, ſi elle m'en faiſoit la victime. Je veux donc conſacrer ce petit Ouvrage à ma tranquilité, & ne le communiquer qu'à mes amis. Je cede à la violence, quoy que j'aye la raiſon de mon côté. Mes ennemis s'en réjoüiront, ils s'aplaudiront par tout Paris, & publieront une victoire qu'ils n'ont obtenuë que par leur perfidie. Tout ce qu'ils pourront dire ne ſera point capable de m'émouvoir. Ceux qui nous connoiſſent feront toujours entre nos eſprits & nos étu-

des une diftinction qui me fera avanta-
geufe. Leurs impoftures ne me rendront
point criminel; & quand ils perfuaderoient
leur calomnie, je trouveray toûjours de la
confolation dans la bonté de ma confcien-
ce, qui ne me reproche rien. Je vous prie,
MONSIEUR, de vous fatifaire le plûtoft
que vous pourrez, par la feconde lecture
de cet Ouvrage que vous témoignez vouloir faire, & de me le renvoyer avec mes
Lettres, parce qu'un de mes amis qui eft à
la Campagne comme vous, me preffe extrémement de les luy envoyer. Je fuis, &c.

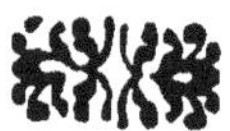

PREMIER DISCOURS

ANATOMIQVE

DE MONSIEUR

LAMY.

'E st une chose assez ordinaire; Messieurs, à ceux qui commencent le discours que j'entreprens, d'exagerer d'abord la Noblesse de l'homme, & les avantages qu'il a sur le reste des animaux. Ces sortes d'éloges flâtent agreablement l'esprit des Auditeurs, qui tous ont part à la loüange, & qui par une passion assez naturelle, se trouvent en disposition de croire tout ce qu'on leur dit d'avantageux. Il est doux d'entendre que l'homme est le chef-d'œuvre de la nature, & le Roy de tout l'Univers, qui tout vaste qu'il est, n'a esté fait qu'à sa consideration ; Que le Soleil ne luit que pour luy éclairer, luy éclore des

fleurs , & luy meurir des fruicts ; Que les
Astres ne brillent que pour répandre leurs
influences sur luy ; Que la mer ne se tient
dans ses bornes que pour luy laisser la liberté de se promener sur la terre ; Que l'air
ne l'environne qu'afin d'entretenir dans
une juste mediocrité le feu qui le fait vivre ; Que les autres animaux ne sont faits
que pour sa nourriture, ou pour son divertissement ; Qu'il a de l'adresse pour domter
les plus rebelles , & apprivoiser les plus fa-
rouches ; Que par sa raison il a inventé
mille beaux Arts pour son utilité, & découvert les secrets ressorts qui font mouvoir
toute la nature ; Qu'en un mot l'homme
est un petit monde , qui contient en soy
tout ce qu'il y a de plus accomply dans le
grand. Cependant, MESSIEURS , ces flâ-
teuses imaginations n'ont point assez de
force pour m'éloigner de la verité ; Ie ne
crois point, je l'avouë, que l'homme consi-
deré dans son estat naturel, soit respecté des
autres Corps comme le Roy de l'Univers.
Si le *Soleil* luy éclaire , il le brûle ; s'il produit des fleurs agreables, & des fruits salu-
taires, il en fait naistre d'empoisonnez ; Si
les Astres ont quelques influences, les mauvaises sont plus fortes & en plus grand

nombre que les bonnes. Si la mer a des bornes, elle les paſſe quelque fois, & engloutit indifferemment tout ce qu'elle trouve, ſans épargner l'homme non plus que le reſte. Si la terre le ſoûtient, elle s'émeut de temps en temps en divers endroits, s'entr'ouvre, & l'abiſme ſans diſcernement. Si l'air luy eſt ſalutaire dans une bonne conſtitution, il devient pernicieux dans une mauvaiſe, & dans cette occaſion, la neceſſité où il eſt de le reſpirer pour vivre, eſt une neceſſité qui le fait mourir. Si quelques animaux luy obeïſſent ou le nourriſſent, d'autres le devorent ſans pitié. Enfin tout ce qui peut luy ſervir, peut luy nuire; & fait l'un ou l'autre neceſſairement, & ſans choix, quand il ſe trouve en eſtat de le faire. Ainſi, MESSIEURS, l'Empire que l'homme s'atribuë ſur toutes choſes, me paroiſt ſans fondement. Les avantages qu'il tire du Soleil, des Aſtres & des Elemens, luy ſont communs avec les beſtes, & les diſgraces qu'il en ſouffre ne ſont pas moindres que les leurs. Tous les Arts qu'il a inventez ſont des marques de ſon indigence, ou des effets d'une paſſion déreglée. Sa raiſon eſt veritablement beaucoup plus univerſelle & capable d'un plus grand nombre de

connoiſſances que celle des brutes ; mais
auſſi ſemble-t-il qu'elle eſt plus incertaine.
Avec le peu que les beſtes en ont, elles trouvent ſans étude & ſans erreur , ce qui eſt
neceſſaire à leur felicité ; & celle de l'homme eſt ſujette à mille égaremens, qui font
que tres ſouvent il ſe rend miſerable, par la
peine qu'il ſe donne pour devenir heureux.
Ceux qui feront reflexion ſur eux-meſmes,
& qui prefereront un portrait veritable, à
un portrait flâté, ſe reconnoiſtront mieux
dans la peinture que je viens de faire, que
dans aucune autre. Ils ſe dépoüilleront ai-
ſément de ces foles imaginations , qui
nous élevent trop au deſſus des beſtes, pour
nous faire temerairement uſurper les avantages de la Divinité. Un de nos plus excellens Poëtes ſuivant ces ſentimens, a penſé que c'étoit un ſouverain remede pour
reprimer l'orgueil de certains Roys de les
advertir qu'ils ſont hommes. Il dit en parlant d'eux.

Ce qu'ils peuvent n'eſt rien ,
Ils ſont comme nous ſommes ,
Veritablement hommes ,
Et meurent comme nous.

Ont-ils rendu l'eſprit , ce n'eſt plus que
    pouſſiere,

Que cette Majesté si pompeuse & si fiere,
Dont l'éclat orgueilleux étonnoit l'Vnivers:
Et dans ces grands tombeaux, ou leurs
   ames hautaines,
      Font encore les vaines,
       Ils sont rongez des vers.

TOut ce que je viens de vous dire, MESSIEURS, est à dessein que vous ne soyez point surpris de la maniere dont je vous expliqueray les causes, du nombre, de la situation, & de l'usage des parties qu'on vous démôtrera sur ce Cadavre. Vous trouverez dans sa composition dequoy confirmer ce que j'ay avancé, quand vous aurez remarqué qu'il n'a rien de plus surprenant dans sa structure que celuy des bestes. Cette partie que Galien nomme admirable, & qui est un industrieux lacis de veines & d'arteres, qui se rencontre dás le cerveau de quelques animaux, ne se voit point manifestement dans celuy de l'homme, & la difference qu'il y a dans l'arangement ou le nombre des parties, ne luy est pas toûjours avantageuse. Sa preéminence vient principalement du costé de l'esprit invisible qui l'anime & qui le gouverne, que la foy nous enseigne estre d'une nature differente, &

A iij

beaucoup plus noble, que celuy des beſtes;
quoy que par une apparence trompeuſe il
nous ſemble d'une condition peu éloignée.
Il ne faut pas pour tout ce que j'ay dit, que
vôtre curioſité s'atiediſſe ; vous trouverez
dequoy la ſatisfaire dans la multitude des
parties qui compoſent le corps ; dans leur
belle ſtructure, dans la communication
qu'elles ont entr'elles , preſque impenetra-
ble à noſtre connoiſſance ; dans la maniere
dont elles ſe forment d'une ſeule goute de
ſemence, & parviennent par la nourriture à
la grandeur où vous les voyez. Vous admi-
rerez le flus & reflus du ſang, le batement
continuël du cœur & des arteres, la diverſité de nos ſens & de nos mouvemens, la
viteſſe de noſtre imagination, la capacité
de noſtre memoire ; & mille autres choſes
qui ſe font dans nôtre corps, par le moyen
de toutes ces parties. Alors ſans doute
vous reconnoiſtrez la puiſſance du Souverain Eſtre, qui par un ſeul vouloir a produit les differentes Particules de la matiere,
avec des mouvemens, par la neceſſité deſ-
quels ſont formées des machines embel-
liës de tant de reſſorts : Et faiſant reflexion
que vous ne pouvez appercevoir leur en-
chainement, ny les démeſler, quoy qu'ils

foient devant vos yeux; vous avoüerez que c'eſt une temerité inſuportable de vouloir penetrer ſes ſecrets, & chercher, s'il m'eſt permis de parler ainſi, le pourquoy de tous les ouvrages. Pour vous engager dans ces ſentimens, j'employeray tous mes ſoins à vous dire les uſages des parties, & à vous expliquer leurs fonctions, ſuivant les opinions anciennes & nouvelles; & en vous les démonſtrant on vous fera voir exactement, leur ſituation, leur compoſition, leur figure, & leur connexion, avec beaucoup d'adreſſe. Je vous prie donc de ne pas m'imputer à negligence ou à ignorance, ſi je ne ſuis pas exact à raporter tout ce qu'on dit d'ordinaire dans un diſcours purement anatomique; Je l'éviteray à deſſein, & ne diray que ce qui ſera neceſſaire pour faire comprendre mes raiſonnemens ſur les uſages & ſur les fonctions. Si jen uſois autrement, ou je ſerois trop long, ou je ſerois contraint de retrancher des choſes curieuſes, pour en dire que vous trouverez par tout dans les livres, & que l'on ſeroit obligé de redire apres moy.

Je penſois, MESSIEURS, avant que Je vous parler des parties, vous faire un diſcours general touchant la maniere de rai-

fonner, fur leur ftructure, leur nombre, &
leur ufage : mais la crainte de vous ennuyer
m'oblige de le differer jufqu'à demain,
pour vous entretenir en peu de mots des
parties qu'on vous démonſtrera aujour-
d'huy.

Il y a plufieurs divifions du corps ; chacun en fait à fa maniere : en effet la chofe
eft arbitraire, les plus juftes & les moins
embaraffées, font les meilléores. Voicy
celle que j'ay choifie ; Je divife le corps, en
tronc & en branches, les branches font les
bras & les jambes ; j'entends par le bras
tout ce qui s'eftend depuis l'épaule jufqu'au
bout des doigts ; & par la jambe, tout ce qui
eft depuis l'aine, jufqu'au bout du pied.
Dans le bras on diftingue encor trois parties ; le bras proprement pris, l'avant-bras,
& la main : de mefme dans la jambe, la
cuiffe, la jambe communément prife, &
le pied. Le tronc eft ce qui refte les branches eftant feparées. On le divife en trois
cavités confiderables, la tefte, la poictrine,
& le ventre. Les principales parties qui fervent aux fonctions animales, fçavoir au
fentiment & au mouvement volontaire,
font contenuës dans la tefte. La poictrine
enferme les inftrumens des fonctions vita-

les, c'eft à dire du poux & de la refpiration;
qui font les deux marques effentielles pour
diftinguer l'animal vivant d'avec le mort.
Le ventre contient les parties qui fervent
aux fonctions naturelles, fçavoir à la nourriture & à la generation, ce qui fe doit entendre, fuivant l'opinion des anciens Auteurs.

Quoy qu'il foit affez indifferent par quelle partie on commence, ce feroit une fin-
gularité fans raifon, d'abandonner la maniere commune, & d'expliquer d'abord les
parties de la tefte ou de la poictrine. Il femble mefme qu'on foit obligé de fuivre cette
route, pour feparer plûtoft les parties qui fe
corrompent plus aifément, & pour commencer par le plus facile. Moy donc qui ne
fuis pas du nôbre de ceux qui penfent s'ac-
querir de l'eftime, quand ils font quelque
chofe autrement que les autres; & qui ne
fuis amy de la nouveauté, que lors que la
uerité l'accompagne, je ne m'éloigneray
point du grand chemin.

Le ventre eft feparé de la poictrine par
le diaphragme, le devant fe divife en trois
parties. La haute, qu'on nomme epigaftri-
que; la moyenne qu'on appelle umbilicale;
& la baffe, qui a le nom d'hypogaftrique.

Chacune de fes parties fe divife en trois,
dont la moyenne retient le nom du tout,
les Laterales de la partie haute, fôt les Hy-
pochondres; celles de la partie moyenne,
les Lombes; & celles de la partie baffe, les
Iles. L'angle que fait la cuiffe fe nomme
l'aine, où viennent les poulains aux mal-
heureux en amour. Voila les principales
parties du ventre qui paroiffent à nos yeux
fans diffection, dont il eft neceffaire de
fçavoir les noms.

Pour les diffequer, on les divife en internes & externes, qu'on appelle auffi contenuës & contenantes; Les contenantes
font communes, ou propres : Les communes font celles qui envelopent non feulement le ventre, mais auffi tout le corps. Il
y en a cinq, la furpeau, la peau, la membrane graiffeufe, la membrane charnuë, &
la membrane commune des mufcles. Les
propres font les mufcles, & le peritoine.

La furpeau eft une membrane qui couvre la peau, à qui elle eft fortement attachée : elle eft infenfible, moins épaiffe,
mais plus compacte que la peau. Dans les
brûlures elle s'éleve, & s'en fepare. Si
nous n'en avions point, nous ferions beaucoup plus fenfibles au froid & au chaud: &

aînſi la delicateſſe du toucher dépend de ſa conſiſtence. Mais il eſt impoſſible que nous ne l'ayons pas , d'autant que l'air frapant continuellement noſtre peau , endurcit neceſſairement ſa ſurface externe , & cette partie endurcië devient ſurpeau, dont le ſentiment eſt moins exquis , plus elle eſt expoſée au froid , comme il arrive aux Religieux Déchauſſez. Elle eſt de differente couleur en divers peuples ; blanche aux François ; baſanée aux Eſpagnols ; olivaſtre aux Ægyptiens , & noire aux Mores, qui en recompenſe l'ont extrémement douce & polie.

La peau eſt la ſeconde envelope de tout le corps, ſix fois environ plus épaiſſe que la ſurpeau ; mais beaucoup moins qu'aux autres animaux , qui n'ont point beſoin d'autre habit , & qui pour cette raiſon ſont moins ſenſibles aux injures de l'air. Sa conſiſtence n'eſt pas par tout égale , elle eſt plus molle & plus delicate au viſage , tres mince aux lévres , plus dure à la teſte , aux bras , aux cuiſſes. Elle a des trous ſenſibles à la bouche , au nés , aux oreilles , aux parties naturelles , & d'inſenſibles , par où s'exhalent des vapeurs en ſi grande quanti-té , qu'il ſort plus d'excrémens de cette ma-

niere en un jour , qu'en quinze par les
voyes manifeftes ; fi l'on adjoûte foy aux
Obfervations de Sanctorius.Elle eft formée
des particules de la femence les plus craf-
fes , & les plus capables de s'acrocher ; qui
pouffées loin du cètre par les plus fubtiles
& les plus en mouvement, qui s'y retirent,
s'affemblent & s'uniffent à la circonference. Le principal ufage de la peau eft de
reffentir l'action des corps qui nous envi-
ronnent, d'où naît le plaifir ou la douleur, felon la moderation ou l'exces ; ce
qui fait que l'animal les recherche ou les
evite. Il y a auffi des gens qui penfent que
c'eft un Regiftre où nos deftinées font écri-
tes , & qui veulent deviner la bonne ou la
mauvaife fortune , par les lignes des mains,
& les traits du vifage. Mais faut-il s'en
étonner ; puifque l'homme pouffé de la fureur de fa curiofité , s'eft abaiffé à rechercher fes deftinées dans les mouvemens de
la flame ; dans les figures que fait la fumée
qui en fort ; dans les cendres qui reftent ;
dans le boüillonnement des eaux ; dans les
feüilles des arbres ; dans le vol des oifeaux ;
dans les entrailles des beftes. En un mot,
dans toutes les chofes , que le hazard fait &
conduit,& qui n'ont aucune connoiffance.
                              Il n'y

Il n'y a rien de particulier à vous dire
de la membrane graisseuse; C'est pourquoy
je vous parleray seulement de la graisse,
qui y est attachée ; chacun sçait que c'est un
corps de consistence mediocre, qui se fond
avec un certain degré de chaleur, d'où l'on
conclud communément que c'est le froid
qui l'engendre, puisque suivant l'axiome
d'Aristote, le froid épaisit ce que la chaleur fond. Cependant tout le monde n'est
pas de cet advis, parce que dans l'animal
vivant il n'y a du froid que par comparaison, c'est à dire une moindre chaleur, qui
ne produit pas la graisse, mais qui souffre
seulement qu'elle soit produite, ne pouvant la dissoudre. On croit donc que la
graisse acquiert sa consistence, par la dureté
des membranes, au travers desquelles ne
pouvant passer, lors qu'elle est en vapeur, il
est necessaire qu'elle s'y fige : & si les animaux plus chauds ont moins de graisse,
c'est manque de matiere que leur chaleur
dissipe. Ceux qui sont plus gras sont moins
sensibles au froid que les autres, parce que
leur graisse fait obstacle au passage du
froid. Celle qui se trouve prés des arti-
cles, rend le mouvement plus facile par sa
lubricité. Il ne faut pourtant pas conclu-

B

re qu'elle y foit à deffein pour cela , puis
qu'elle fe rencontre en bien des lieux ,
où il ne fe fait point de mouvement, mais
s'y trouvant par la neceffité des caufes qui
la produifent, elle a cet ufage.

La quatriéme envelope commune eft
la membrane charnuë, qu'on apelle ainfi,
parce qu'en certains endroits, elle devient
une chair mufculeufe ; ce qui fait que la
peau fe peut mouvoir, comme on remarque au front, & dans les animaux , qui
peuvent remuër toute leur peau, elle femble eftre un veritable mufcle. A l'homme,
elle eft fous la graiffe , & à d'autres animaux , comme aux chiens, aux finges , aux
moutons , elle eft immediatement fous la
peau ; elle fert de couuerture à tout le
corps , & de plus , aux lieux où elle eft
charnuë, elle rend la peau capable de mouvement. Que fi l'on voyoit un homme
qui pûft remuër fa peau fur la poictrine,
& fur le dos , tel qu'eftoit celuy dont parle
Vefale , on pourroit vray - femblablement
dire que cette membrane feroit charnuë en
ces endroits là , puifque le mouvement
volontaire dépend d'une chair mufculeufe.

La membrane commune des mufcles

est fort mince , & attachée aux muscles
par des filaments tres delicats ; elle leur
sert d'envelope , & les rend capables de
sentiment.

Avant que de vous parler des muscles
du ventre , il faudroit vous entretenir en
general de la composition du muscle , de
la maniere qu'on le divise,& de son action:
mais comme je reserve ce discours à la fin,
lors qu'on vous démontrera tous les muscles du corps , je me contenteray de dire
peu de mots , de ceux que vous allez voir.
Galien en conte huit , suivant la differente situation de leurs fibres , qui sont droi-
tes , transverses, ou obliques ; & celles-cy
vont de bas en haut , ou de haut en bas.
Ainsi, il y a deux muscles obliques ascen-
dants, deux descendants , deux droits , &
deux transverses. Fallope en a trouvé deux
autres , qu'il nomme piramidaux , à cause
de leur figure. Il y en qui pretendent que
le muscle droit n'est pas un seul muscle,
mais un amas de plusieurs attachez ensemble , de façon qu'ils en content autant comme il s'y trouve de divisions : &
parce qu'il n'y en a quelquefois que trois
de chaque costé , ordinairement quatre
& quelquefois cinq , il s'enfuit que le ven-

tre a quelquefois quatorze muscles, souvent seize, & quelquefois dix-huit. Tous ces muscles, excepté les droits, unissent leurs tn dons vers le milieu du ventre, & font une ligne qu'on apelle blanche, qui s'étend depuis le Cartilage Xyphoïde, jusqu à l'os pubis.

Les obliques descendants sont percez au nombril, par où passent les vaisseaux umbilicaux : Ils le sont encor aux aînes, à l'endroit où sortent les vaisseaux seminaires aux hommes, & les ligaments ronds de la matrice aux femmes.

Deux veines accompagnées d'autant d'arteres, sont étenduës sur la surface interne du muscle droit : La superieure s'apelle mammaire, à cause qu'elle donne un de ses rameaux aux mamelles ; elle sort de la veine sousclaviere, & se termine vers le nombril : L'inferieure se nomme epigastrique, qui dans les hommes sort du rameau Iliaque, & dans les femmes, de la matrice, & va rencontrer l'autre vers le nombril. Plusieurs ont crû que cette rencontre estoit la cause de la sympathie qu'il y a entre les mamelles & la matrice, mais cela n'est pas certain ; puisque rarement elles s'abouchent, & souvent sont fort éloignées.

L'ufage particulier de tous ces mufcles
eft fort incertain. Ce qu'il y a de moins
douteux , eft que les mufcles tranfverfes &
obliques, ont une action commune, puis
qu'ils uniffent leurs tendons , qui font
comme le terme ou leur action aboutit. En
effet , ils fervent comme de mains à com-
primer les parties du ventre , ou de bas en
haut, lors qu'il s'agit de retenir : ou de
haut en bas, quand il faut pouffer quelque
chofe dehors, comme dans la fortie des
excréments, ou dans l'accouchement. Mais
il eft tres difficile de déterminer quels de
ces mufcles fervent à l'un de fes mouvements , & quels font leurs Antagoniftes &
qui fervent à l'autre. On va vous faire voir
leur figure , leur origine, & leur infertion,
& vous dire les chofes que l'on doit dire
en démonftrant.

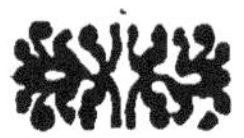

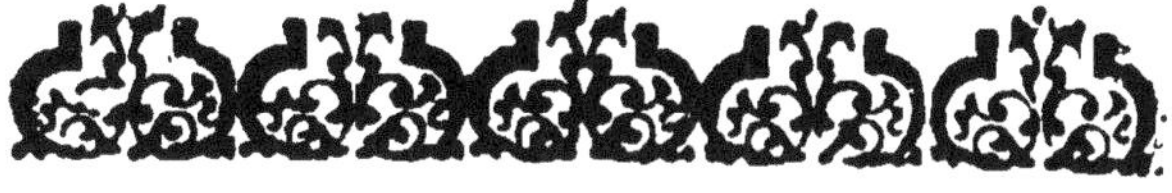

SECOND DISCOVRS.

E vous promis hier , Meſſieurs,
de faire un diſcours ſur la maniere de raiſonner touchant
la ſtructure , l'uſage , & le
nombre des parties qui compoſent l'homme, ou les autres animaux. J'ay deſſein
d'accomplir ma promeſſe , mais auparavant, ie vous demande une grace , ou plûtoſt une juſtice , que vous eſtes obligez de
me rendre. La matiere dont ie vais parler eſt
delicate , elle eſt meſlée avec la Religion,
& ceux qui prennent le ſentiment contraire à celuy que ie choiſiray , ont couſtume
de vouloir faire paſſer leurs réveries pour
des revelations, & d'accuſer d'Impieté par
malice ou par ignorance ceux qui refuſent
d'embraſſer leurs erreurs. Je vous prie
donc d'eſtre plus équitables , de m'écouter
avec un eſprit deſintereſſé, de ne donner
vos Jugemens qu'avec beaucoup de reflexion , & de vous ſouvenir que ſi nous n'y
prenons garde , nous ſommes toûjours des

Cenſeurs fort indulgens pour nous , & trop ſeveres pour les autres. J'offre de ré- pondre ſur le champ quand on voudra , à tout ce qu'il y a de Philoſophes , de Mede- cins , & de Theologiens , & de faire voir que l'opinion que j'établiray eſt plus con- forme à la Religió & plus éloignée de l'im- pieté , que celle qu'on ſuit d'ordinaire.

Avant que de vous dire mon ſentiment, ie veux vous expliquer celuy des autres. Il y a eu juſqu'icy deux manieres de raiſonner, tout à fait oppoſées touchant la ſtructure des parties , leur nombre , & leur uſage. Galien & tous ſes ſectateurs penſent que l'homme eſt tellement chery de la nature, qu'elle luy a donné toutes les parties dont il a beſoin ; qu'elle les a formées de la ma- niere la plus commode , les a miſes dans la ſituation la plus propre , & au nombre qu'il falloit, pour luy ſervir plus utilement; qu'en un mot elle n'a rien oublié de tout ce qu'elle pouvoit faire à ſon avantage. Avec ces principes , ils donnent des raiſons de tout, qu'ils tirent ordinairement de l'inten- tention de la nature , dont ils ont ſeu tous les deſſeins. En effet quand perſonne ne contredit, il eſt tres-facile de raiſonner ſur ces fondemens , & de faire des livres du-

rant toute l'eternité. Car, Meſſieurs,avant
qu'on ait dit pourquoy les yeux neſont pas
au talon , les oreilles au ventre , le nez ſur
l'épaule', ou en d'autres lieux , & ainſi ſuc-
ceſſivement pour la ſituation de toutes les
parties : ſur la figure enſuite , pourquoy le
nez n'eſt pas rond , les yeux quarrez , les
oreilles longues , ou de mille autres figures
qu'on peut s'imaginer ; puis paſſant au
nombre , pourquoy ny plus ny moins de
cinq doigts à la main , de meſme des yeux,
des oreilles , & de tout le reſte ; s'étendant
enfin ſur ce qui ſe trouve dans les beſtes,
& qui n'eſt point dans l'homme , dire
pourquoy il n'a point de Laine , de Cornes , de défenſes , de Griffes , de Queuë,
d'Ecailles , & ainſi des autres parties :
Avant dis-je qu'on ait decidé toutes ces
belles & curieuſes queſtions , il s'écoulera
un nombre infiny de ſiecles : auſſi voyez
combien les Livres de Galien ſont étendus
par ces frequentes & ridicules demandes
qu'il reſout toûjours par la cauſe finale,
qu'il devine que la nature s'eſt propoſée
en faveur de l'homme. Cependant, tout
le monde preſque eſt dans cette doctrine
avec tant de préocupation & d'opiniaſtre-
té, qu'il ſemble que ce ſoit folie de vouloir

la contredire. Neantmoins Messieurs , ie
vous feray voir qu'elle n'est pas vray-semblable , & qu'elle jette dans un nombre infiny de faulses consequences.

Démocrite , Hipocrate , Epicure , Lu-
crece & plusieurs autres,ont suivy un chemin tout contraire , ils ont crû que la figure , la situation , & le nombre des parties,
dépendent absolument de la matiere & de
ses mouvemens , qui font necessairement
& sans élection , tout ce qu'ils sont capables de faire. De maniere que si nous pou-
vions voir , par exemple , la grosseur , la
figure , & le mouvement des Atomes, dont
la semence est composée , suivant ces Philosophes , nous connoistrions clairement
qu'il faut que toutes les parties soient en
l'estat où nous les voyons. Et que comme
trois dez roulés sur une table font de necef-
sité quelqu'un des nombres, qui font depuis trois jusqu'à dix-huit , sans pouvoir
faire ny plus ny moins ; de mesme les particules de la semence font indispensable-
ment quelque homme, sans pouvoir produire un corps d'une autre espece. Or toutes ces parties estant ainsi formées par une
aveugle necessité des mouvemens de la matiere, elles ne font destinées pour aucune

fin ; mais trouvent, difent-ils, leurs ufages, conformément à leur difpofition,
& à l'induftrie de l'animal qui s'en fert.
Il y en a quelques-unes ou la difpofition fait tout, & qui trouvent d'elles-
mefmes leurs ufages , comme les yeux,
qui ne peuvent fervir qu'à voir, les oreilles
qu'à entendre ; il y en a d'autres qui ont des
ufages differens , felon le plus ou le moins
d'induftrie de l'animal , & la neceffité qu'il
a de s'en fervir au defaut d'autres qui luy
manquent, comme les dents , les pieds, les
mains. Ainfi felon ces Philofophes , il ne
faut point dire que les yeux foient faits pour
voir ; mais nous voyons parce que nous
avons des yeux ; Car difent-ils , quand une
chofe eft faite pour une fin, il faut qu'on
ait connu la fin, avant qu'elle fuft ; par
exemple on a fait des licts pour fe repofer :
mais on fçavoit ce que c'eftoit que le repos,
avant qu'on fift des licts. On a fait des armes pour combattre : mais on connoiffoit
les combats avant qu'on fift des armes. Or
il eft impoffible qu'on ait fçeu ce que c'eft
que voir avant qu'il fuft des yeux : ce que
c'eft d'oüir avant qu'il fuft des oreilles , &
ainfi les yeux ne font point faits pour voir,
ny les oreilles pour oüir : mais les yeux &

les oreilles ont necessairement trouvé les
usages qu'ils ont. Lactance semble n'avoir
pas compris leur sentiment, quand il leur
objecte, que si les parties avoient trouvé
leurs usages de la maniere qu'ils disent, &
n'y estoient point destinées comme à leur
fin : doù vient que la matiere ne s'est point
encore disposée en telle maniere, qu'elle
fist un animal qui entendist par le nez, qui
flairast par les yeux, & qui vist par les oreilles. La question est aussi hors de raison, que s'il demandoit, pourquoy en roulant des dez on ne fait pas dix-neuf, ou
vingt, puisque c'est le hazard qui fait arriver un nombre plûtost qu'un autre. Il n'é-
toit pas besoin, Messieurs, que ces Philosophes fissent beaucoup d'effort pour prouver leur opinion, elle suit évidemment de
leurs principes ; ils n'ont point crû qu'il y
eust une cause intelligente qui gouvernast
l'Univers ; mais soûmettant tout à l'aveugle necessité des mouvemens de la matiere,
ils ont pensé qu'à la naissance de nôtre
monde, qui n'est qu'une petite partie de
l'Univers, il se produisit par les differents
arangemens des Atomes ou particules de la
matiere, un tres-grand nombre d'animaux
de diverses especes ; les uns sans yeux, les

autres sans bouche, les autres sans parties propres pour la generation ; En un mot, il y en avoit beaucoup de ce grand nombre qui n'avoient pas les parties necessaires, ou qui en avoient trop, ou qui ne les avoient pas dans l'arangement qu'il faut ; & qui ainsi perirent d'abord faute de pouvoir se nourrir ou se multiplier par l'acouplement. Le reste qui se trouva bien disposé, se conserva, & ce furent les especes de ceux que nous voyons aujourd'huy. De cette maniere chacun s'est servy des parties qu'il a euës aux usages où elles étoient propres. Ceux qui ont eu des pieds ont marché, ceux qui ont eu des aisles ont volé ; ceux qui n'ont eu ny pieds ny aisles ont nagé dans la mer, ou rampé sur la terre, ceux qui ont eu des dents ont mâché ; ceux qui ont esté les plus forts ou les plus adroits, se sont rendus maistres des autres : de façon qu'il n'y a point de fin à chercher dans ces sortes de principes.

Voila, MESSIEURS, les deux opinions avec leurs verités & leurs erreurs : Il semble qu'on soit obligé de prendre l'une ou l'autre. Cependant ces principes d'Epicure sont manifestement contraires à la Religion, & le sentiment de Galien enferme

un

en grand nombre de fausses conséquences,
& paroist peu conforme à l'idée que nous
devons avoir de la Divinité, dont la puissance selon cette opinion, semble s'estre
épuisée à faire l'homme, dans qui pourtant
l'on remarque un tres-grand nombre de defauts. Mais pour mettre devant vos yeux
quelques-unes de ces erreurs ; Je dis que
les raisons de Physique ne doivent point
être tirées de la fin ; mais simplement de la
cause efficiente & de la matiére. Par exemple, si l'on demande pourquoy il pleut, répondre que le Soleil à elevé des vapeurs
qui s'estant épaissies par la froideur de l'air,
retombent en pluye, c'est raisonner en Physicien ; mais dire que c'est pour faire croistre
les bleds, c'est à mon avis raisonner en
homme qui n'a point de raison, & s'em-
barasser dans des difficultés insurmonta-
bles : car il pleut indifferemment où il y a
des bleds, & où il n'y en a pas, & souvent
mesme la pluye les gaste : ce qui pourtant
n'arriveroit pas, si elle etoit destinée pour
cette fin par une cause intelligente & toute puissante. La pluye cependant a quelquefois cet usage de faire croistre les bleds, &
par ce qu'il pleut, les bleds croissent ; mais
elle n'est point naturellement destinée à cet

ufage: De méme en raifonnant fur les parties du corps par la caufe finale, on entre
dans un labyrinthe, d'où l'on ne peut fortir : car fi la nature a donné les dents pour
mâcher, elle n'en a donc point donné aux
oifeaux, de crainte qu'ils ne mâchaffent, &
quel danger y auroit-il eu quand ils auroient mâché ? Si elle leur a donné des aifles
pour voler, elle les a donc réfufées à l'homme de peur qu'il ne volât ; & quel defavantage eft-ce été pour luy de voler ? Au contraire, ce me femble, il voudroit en avoir la
puiffance. Et c'eft icy, MESSIEURS, que
fans m'étendre davantage, dans un nombre
infiny d'objeḍions que je pourrois faire, je
veux vous montrer que ces principes de
Galien font mal établis. L'homme, dit-il,
eft le favory de la nature, qui ne luy a rien
réfufé de ce qui pouvoit luy être avantageux. S'il n'a pas des cornes, des défenfes,
ou des griffes, il a des mains pour faire des
armes, qui non feulement blefferont de
pres, comme celles qui font attachées aux
corps des animaux, mais encor qui tuëront
à une tres-grande diftance. Cet Auteur eft
admirable dans ces penfées, il parle de
l'homme en l'état qu'il l'a trouvé, fans re-
monter aux premiers fiécles, où il fortoit

des mains de la nature. Combien de
temps a-t-il esté, sans avoir seulement dequoy se défendre des mouches ? Combien
de siécles se sont écoulez, avant qu'il ait
inventé les arts de faire des habits & des armes, pour se mettre au mesme état où sont
les bestes en naissant ? Et avec toute l'a-
dresse qu'il s'est acquise par une longue suite d'années, n'est-il pas plus mal-heureux
avec ses armes, que les animaux ? N'en est-
il pas extrémement embarassé ? N'en man-
que-t-il pas souvent dans le besoin ? Et ne
les porte-t-il pas, quand elles luy sont inutiles ? Mais laissons les avantages que les
animaux retirent de leurs armes, & de leur
peau. Confessons qu'apres un tres-long
temps, l'homme pressé continüellement
de son indigence, les a égales, ou mesme surpassées. A-t-il jamais pû, ou pour-
ra-t-il jamais trouver les commoditez que
les aisles aportent aux oiseaux ? Quel sou-
lagement de pouvoir voler, quand on est
las de marcher ? Quel plaisir de s'élever de
terre, pour se promener dans les airs ? De
passer des rivieres, sans crainte de se noyer?
De chercher & trouver toûjours la belle
saison? D'estre hors de danger de se rompre
le coû? & de joüir d'une infinité d'avanta-

ges que nous n'avons point, faute d'aifles!

S'il fe faifoit, MESSIEURS, un monde nouveau, avec des hommes aiflés, & que Galien reffufcitaft de mefme, il feroit fans doute un gros Livre de l'utilité des aifles. Il trouveroit mille raifons pleines d'une belle morale, pour prouver que l'homme doit en avoir. Il diroit que ce noble animal ne devoit pas toûjours eftre attaché à la terre. Que pour montrer que fon origine eftoit celefte, il faloit qu'il pûft s'aprocher du Ciel; & il chanteroit avec juftice un Hymne à l'Autheur de la nature, pour les avantages qu'on retireroit de ces parties.

J'en ay affez dit; MESSIEURS, pour ceux qui font capables de fe dépoüiller de leurs préjugés; ils n'ont qu'à fuivre le chemin que je leur montre, pour fe defabufer entierement. Pour ceux qui ne veulent point quitter leurs premieres penfées, en vain je ferois plus d'efforts pour leur perfuader mes fentimens. Je les laiffe fans envie, & fans calomnie, dans le choix qu'ils ont fait; qu'ils me laiffent de mefme, ou qu'ils m'attaquent fans haine & fans malice, dans l'opinion que je vais établir. Elle fera plus fimple, pour l'explication des cho-

ſes ; plus conforme à la veritable condition
de l'homme ; & plus ſoûmiſe à la Divinité.

Conſiderons , Messieurs, l'Autheur
de la nature, * côme un ouvrier qui a tout
fait pour ſoy-meſme , n'ayant point de fin
plus noble à ſe propoſer.   Il a produit la
matiere avec des mouvements dans ſes differentes particules , par la neceſſité deſ-
quels tous les corps que nous voyons, &
une infinité d'autres qui nous ſont incon-
nûs, ont eſté formés.   Ces corps ſont autant de differens ouvrages, dont la varieté
eſt admirable.   Il a préveu, que ſelon la diverſité de leurs parties, & la difference de
leurs reſſorts, ils auroient des actions differentes : & meſme que dans une ſeule eſ-
pece d'animaux, des parties ſemblables auroient divers uſages, ſelon la difference de
leurs inclinations , ou de leurs conditions.
Ainſi parmy les hômes, que les uns ſe ſervi-
roient de leurs mains pour joüer du luth ,
les autres pour ramer, les autres pour pein-
dre , les autres pour combatre. Dieu donc a
fait ſes ouvrages pour ſoy , comme il a
voulu ; & il n'eſt point conſtant que les
uſages des parties ſoient la fin qu'il s'eſt
propoſée , parce qu'il a pû s'en propoſer

* *Omnia propter ſemetipſum operatus eſt Dominus.*

d'autres, qui nous font inconnuës. Il y a mefme des occafions, où il n'y a point d'aparence de le dire, & d'autres ou ce feroit un crime de le penfer. Sans donc s'embaraffer, en raifonnant de la forte, & fans affeurer que les yeux font faits pour voir les pieds pour marcher, les aifles pour voler ; il fuffit de connoiftre qu'entre les differents animaux que Dieu a faits, il en a voulu faire avec des yeux, des pieds, des aifles : & qu'il a bien connû que ceux qui auroient des yeux verroient ; ceux qui auroient des pieds marcheroient, & ceux qui auroient des aifles voleroient. De mefme pour la figure, il a voulu faire par exemple des oifeaux qui euffent un bec long, d'autres court, d'autres rond, d'autres aigu, & a préveu la maniere differente dont ils s'en devoient fervir. Pareillement pour le nombre des parties, il a fait des animaux qui ont deux pieds, d'autres quatre, d'autres plufieurs, qui tous trouvent leurs ufages. Or l'Autheur de la nature eft la premiere caufe de toutes ces differences, qu'il a faites pour fon plaifir; & les particules de la matiere qu'il a produïtes à ce deffein, avec leurs mouvemens, font la caufe feconde à quoy un Phyficien doit s'attacher. Suivant ces principes tres fimples, &

tres vray-femblables, un Phyſicien peut dire en un mot, que la partie eſt aparamment
faite pour compofer le tout ; & le tout eſt
fans doute fait pour l'ouvrier, qui a travaillé pour foy-mefme. En fuite il employera
fon efprit à démefler les reſſorts des machines qu'il connoiſt , à chercher l'ufage de
leurs parties,& à expliquer leurs fonctions,
qu'il prédra comme des fuites du nombre,
de la ſtructure , & de la fituation de ces parties, fans inferer que c'en foit la fin, & que
les chofes ne pouvoient eſtre mieux, à l'é-
gard de l'animal à qui elles fervent. Par ce
moyen on évitera toutes les queſtions inutiles , & l'embarras où elles jettent. Ce
font les principes que je fuivray dans le
reſte de mes difcours.

De toutes les parties externes ou contenantes du ventre , il n'y a plus que le Peritoine à expliquer. C'eſt une membrane de
figure ovale , fervant d'envelope aux parties internes : elle eſt double par tout,
quoy qu'il foit difficile de la divifer , excepté vers l'os pubis , où elle eſt manifeftement feparée en deux , & contient la veſſie
dans fa doublure. En differens endroits vers
le diaphragme, elle eſt percée par le tronc
defcendant de l'artere,par le tronc fuperieur

de la veine cave, & par L'œsophage. Au
nombril par les vaisseaux umbilicaux ; en
bas elle a des trous, à l'anus, au col de la
matrice & de la vessie, & à l'endroit par
où les vaisseaux descendent aux cuisses, elle
a aussi deux productions en forme de canaux, qui dans les hommes vont jusques
aux bourses, & contiennent les vaisseaux
seminaires.

Les plus considerables parties internes
du ventre, sont L'epiploon, le ventricule,
les intestins, le mesentere, le pancreas, le
foye, la rate, l'artere descendante, le tronc
inferieur de la veine cave, la veine porte,
les capsules atrabilaires, les reins, les vretaires, la vessie, les vaisseaux seminaires,
& la matrice aux femmes.

L'Epiploon ou la coiffe est une membrane pleine de graisse, & de glandes, qui s'é-
tent ordinairement depuis le ventricule
jusques au nombril, & quelquefois décend
jusques à l'extrémité du ventre, ou com-
primant dans les femmes l'orifice interne
de la matrice, il empesche dit-on l'entrée
de la semence, & par consequent la generation, parce qu'il est plain de graisse. Il
conserve la chaleur dans le fond du ventricule, & de cette maniere il ayde à faire le

chyle. Il eſt double, & a une cavité ſenſi-
ble, ou quelques-uns penſent qu'il ſe forme une hydropiſie particuliere qui n'eſt
gueriſſable que par la ponction du ventre.

Depuis le fond de la bouche juſques à
L'anus, s'étend un corps continu, creux,
rond, long, tiſſu de fibres dures & aſſez
fortes, qui s'élargit immediatement au deſſous du diaphragme ; & depuis reprenant à
peu prés ſa premiere groſleur, fait pluſieurs
circonvolutions qui font la circonference
d'une membrane, du centre de laquelle
partent pluſieurs vaiſſeaux, aboutiſſans vers
elle, en forme des rayons d'une rouë , &
enfin reprenant la ligne droite, ſe termine
à L'anus. La partie qui eſt depuis la bouche
juſques au diaphragme ſe nomme L'eſo-
phage, ou le goſier; la partie plus large &
plus capable, le ventricule ou la pance ; le
reſte ſont les inteſtins ou les boyaux , & la
membrane s'apelle le Meſentere.

Le ventricule eſt immediatement ſous le
diaphragme au coſté gauche, entre le foye,
dont une partie le couvre ; & la rate qui
eſt à coſté. Il y a deux orifices ou ouvertu-
res, l'entrée & la ſortie, qui ſont preſque
en meſme diſtance du fond ; de maniere
que l'inferieur n'eſt guere plus bas que le

fuperieur. Celuy-cy eft entoué de nerfs
qui le rendent extrémement fenfible ; c'eft
en cet endroit qu'on fent le mal de cœur.
Helmont a crû que c'étoit le fiege de l'ame.
Je l'ay vû dás une femme endurci & épaiffi:
de façon que rien ne pouvoit entrer dans le
ventricule, qui s'étoit fort retreffi, & L'efo-
phage au deffus s'étoit dilaté. Ce qui faifoit que les alimens y fejournoient quelque
temps, aprés quoy elle les vomiffoit, elle
mourut enfin fi fort attenuée qu'on fentoit
les os de l'épine au travers du ventre. L'autre orifice s'apelle chez les Grecs pylore, ou
portier, parce qu'il s'ouvre & laiffe paffer
le chyle. Le ventricule a des veines & des
arteres, comme les autres parties, & ne fe
nourrit point du chyle, mais de fang. Il y
a un vaiffeau qui part de la rate, & aboutit
au ventricule, les Latins l'appellent, *vas
breve*, quelques-uns croyent qu'il porte
un fuc acide, de la rate au ventricule ; &
d'autres n'en font pas d'accord, à caufe d'u-
ne valvule, tellement difpofée, difent-ils,
qu'elle empefche le paffage de la rate au
ventricule, & le permet du ventricule à la
rate.

Ce qui refte du corps que ie vous ay dé-
crit, depuis l'orifice inferieur du ventricu-

le jufques à L'anus, font les inteftins ; que
l'on dit eftre fix ou fept fois plus longs que
le corps dont ils font parties ; mais la me-
fure en eft fort incertaine. L'animal eft
moins vorace, plus ils ont de circonvolutions : Quoy qu'ils foient un corps continu, on les divife en greffes & gros. Les
greffes font fituez vers le centre à la region
umbilicale, & des gros à la circonference.
On en conte trois greffes, le Duodenum,
le Jejunum, & L'ileon, & trois gros, le
Cæcum, le Colon, & le Rectum.

Le premier des inteftins greffes, s'apelle
Duodenum, parce que les anciens l'ont
crû long de douze doigts ; quoy que cela
foit faux, & qu'il n'en ait pas quatre : il y a
deux trous, par l'un defquels fe décharge la
bile, & par l'autre, le fuc pancreatique.
Ces deux liqueurs fuivant l'opinion de Sylvius font effervefcence en fe meflant, &
fervent à feparer le chyle d'avec les excremens. Et felon le fentiment de Vanhelmont, le chyle qui étoit acide dans le ventricule, devient falé dans le Duodenum,
par un leuain particulier à cette partie. Le
fecond s'apelle Jejunum, parce qu'on croit
qu'il eft plus fouvent vuide que les autres,
à caufe d'un grand nombre de veines par

où paſſe le chile , & de l'acrimonie de la bile, qui s'y décharge , & qui l'excite à ſe vuider.

L'ileon eſt le plus long de tous; il tombe quelquefois dans les bourſes & dans l'aine, & fait les deſcentes. Il ſe noüé auſſi quelquefois, ou plûtoſt rentre dans luy-meſme, comme un gan qu'on retourne , & pour lors on revomit les excremens.

Le premier des gros inteſtins eſt apellé Cæcum ; à cauſe dit-on qu'on n'eſt pas aſſeuré de ſon uſage. Quelques-uns croyent qu'il perfectionne le chyle , qui n'a pû l'être dans le ventricule , ou dans les inteſtins. D'autres penſent que c'eſt là où ſe ſepare le chyle d'avec les excremens, & Vanhelmont y met un levain qu'il apelle Stercoral.

Le Colon eſt le ſecond & le plus long des gros inteſtins. Il a dans ſon commencement une valvule conſiderable, qui permet le paſſage de L'ileon dans le Colon, & empeſche le retour.

Le Rectum ou l'inteſtin droit eſt le dernier. On l'apelle ainſi, parce qu'il décend droit ſans faire de circonvolutions comme les autres, il ſert à contenir les excremens, juſqu'à ce que l'animal s'en décharge.

Les inteſtins ont un mouvement propre,

qu'on

qu'on nomme Periſtaltique, qui ſe fait du commencement vers la fin ; par le moyen des fibres qui les compoſent.

On vous montrera exactement la grandeur, la figure, la couleur, la ſituation, & la compoſition des inteſtins, qui ſont des choſes neceſſaires à ſçavoir, mais que vous aprendrez mieûx par les yeux que par les oreilles.

La membrane qu'ils entourent, eſt comme j'ay déja dit, ce qu'on apelle meſentere; qui outre un grand nombre de vaiſſeaux manifeſtes, en a encor de petits qui ne paroiſſent que dans le temps de la diſtribution du chyle; on les nomme veines lactées à cauſe de leur blancheur, elles ſe diſperſent vers les inteſtins, où elles aboutiſſent, & ſe ramaſſent à une glande inſigne, qu'on nomme le Pancreas d'Aſellius; à la difference de l'autre Pancreas ſitué ſous le ventricule, & le Duodenum, entre le foye & la rate. Ce dernier Pancreas a le long de ſa ſubſtance un canal apellé du nom de Virſungus, qui l'a découvert. Il eſt remply d'une liqueur que l'on pretend eſtre acide, qui ſe décharge dans le Duodenum, & ſe meſlant avec la bile fait efferveſcence; à cauſe du ſel volatile qu'elle contient, qui

boüillonne avec les acides. J'ay vû à Paris
un jeune Medecin Holandois, fort adroit,
qui le tiroit des animaux vivans. J'ay goû-
té de celuy que ie luy avois veu tirer d'un
chien, où ie n'ay trouvé aucune acidité.
Cependant sur ce fondement Sylvius a fait
une pratique de Medecine fort differente
de la commune.

Voilà, MESSIEURS, les premiers
instrumens de la Cuisine, où se preparent
les viandes qui doivent nourrir tout le
corps. Par le *vas brevé*, selon quelques-
uns, ou par les arteres, selon d'autres ; un
suc acide & fort penetrant, s'épanche dans
le ventricule, y fait un sentiment particulier, que nous apellons faim ; qui pousse
l'animal à chercher des alimens. Ce suc est
tres-puissant dans les oiseaux, & dissout
des corps tres-durs ; mesme des metaux
dans les Autruches, comme j'ay vû dans
une qui fut dissequée en ma presence, où
l'on trouva des doubles rongez, de mesme
maniere qu'avec l'eau forte. L'animal pressé de faim, ayant cherché & trouvé des alimens, les mâche, s'il a des dents ; & ainsi
mâchez ils décendent le long du gosier dans
le ventricule ; en partie par leur propre
poids, en partie poussés par la langue, qui

preſſant le palais, les jette dans le goſier,
que les muſcles d'autour compriment de
haut en bas, & ainſi font tomber ce qu'il
contient dans le ventricule. Là ce ſuc meſme qui a cauſé la faim tourne ſon action
contre les alimens qu'il penetre, & les bri-
ſant en petites particules, les reduit en
chyle. La chaleur du ventricule & des parties voiſines aydent à cette action dans
l'homme, & dans les autres animaux qui
aprochent plus de ſa nature : mais dans les
poiſſons, il n'y a point de chaleur manifeſte, c'eſt la liqueur acide toute ſeule qui
agit. Le chyle liquide & coulant ſort par
le mouvement du Diaphragme, qui dans
l'inſpiration comprime le ventricule, & en
fait ſortir ce qui peut couler. Ce chyle rou-
le enſuite dans les inteſtins, en partie pouſ-
ſé par celuy qui le ſuit, en partie par le
mouvement propre des inteſtins, qu'on
nomme periſtaltique, & qui les comprime
comme j'ay dit, du commencement vers la
fin. En roulant, ce qu'il y a de plus ſubtil
entre dans les orifices inſenſibles des veines
lactées, & les excremens vont dans l'inteſtin droit, qui tombent dehors, quand l'a-
nimal par le moyen des muſcles en laſche
l'ouverture, ou s'ils ſont d'une conſiſtence

qui les empefche de fortir facilement , le Diaphragme & les mufcles du ventre pref-fent les inteftins, & pouffent les excre-mens dehors. Si vous n'eftes contens de cette maniere méchanique & naturelle d'expliquer les chofes, & que pour vous épargner la peine de l'étudier vous vouliez parler avec Galien, vous direz qu'il y a une faculté dans le ventricule , qui fe fert de fes fibres longues pour attirer les alimens ; une qui les retient par le moyen des fibres obliques ; une qui les cuit par la chaleur, & une qui pouffe le chile dehors avec les fi-bres tranfverfes : de mefme en toutes fortes d'occafions, fans vous donner la fatigue d'examiner comme la chofe fe fait , dites feulement qu'il y a une faculté de la faire, & vous ferez bons Peripateticiens & bons Galeniftes.

Comme toutes les parties dont ie viens de parler, ont des veines qui partent d'un mefme tronc ; il eft à propos de vous en en-tretenir, afin qu'on vous les montre en mefme temps.

Toutes les veines du corps où il y a du fang, font des branches, ou de la veine ca-ve , ou de la veine porte. Celle-cy ne four-nit point de rameaux aux parties externes,

mais feulement à un grand nombre de celles qui font dans le ventre. Elle a beaucoup de branches dans la partie concave du
foye , qui fe reüniffent en un feul tronc, lequel fortant de cette partie cave , avant de
fe divifer , fournit deux petits rameaux à
la vefficule du fiel qu'on apelle Cyftiques,
& un au ventricule , qu'on nomme Gaftri-
que. Enfuite fe courbant vers le côté gauche , il fe fepare en deux branches confiderables , dont l'une plus haute & plus petite
tend à gauche , & l'autre plus baffe & plus
groffe va à droite : La premiere s'apelle
fplenique , parce qu'elle va à la rate , & la
feconde mefenterique , parce qu'elle fournit un tres-grand nombre de veines au
mefentere.

Le rameau fplenique avant que d'entrer
dans la rate, donne deux veines au ventricule , dont la plus confiderable l'entoure &
fait la Coronaire. Il produit encor deux
rameaux , l'un pour l'Epiploon , l'autre
pour le Pancreas. Enfuite il fe fepare en
deux branches, dont la fuperieure fournit
le *vas brevé*, & l'inferieure une veine à l'E-
piploon, & l'autre au ventricule.

Le rameau méfentérique , avant que
d'entrer dans le méfentére, donne une vei-

ne à la partie droite du ventricule , & de
l'Epiploon ; & une autre aux deux premiers
inteſtins. Apres eſtant entré dans le méſentére , il ſe diviſe en trois branches , d'où
ſortent un tres-grand nombre de rameaux
qui s'étendent le long du méſentére, &
aboutiſſent aux inteſtins ; & la veine porte
fournit encor un rameau conſidérable qui
décend ſous l'inteſtin droit,& ſe termine à
l'anus, qu'il embraſſe avec pluſieurs petites
veines , qu'on nomme hemorhoidales internes, à la difference des externes, qui naiſſent de la veine cave.

Je n'ay point voulu dire tous les noms
des veines que fournit la veine porte , parce qu'ils ſont tous Grecs , tirés des parties
où elles paſſent & trop barbares & extraordinaires en noſtre langue.

Les Anciens ont donné differens uſages
à ces veines,ſuivant les divers ſentimens où
ils ont eſté. Ils ont tous crû que les veines
méſentériques aportoient du foye le ſang
aux inteſtins ; & reportoient au foye le
chyle ,qu'ils attiroient des inteſtins, ce qui
n'eſt pas vray-ſemblable. Ils euſſent mieux
fait à mon ſens, de côfeſſer qu'ils ignoroient
par quels chemins le chyle coule , que de
faire aller en meſme temps par un méme

canal deux liqueurs, dont l'une va, d'où l'autre vient. En parlant de la circulation, je vous diray l'usage de tous ces vaisseaux; mais il est temps de laisser en repos vos oreilles & ma poictrine, pour donner à vos yeux la satisfaction de voir toutes les parties dont je viens de parler.

III. DISCOURS.

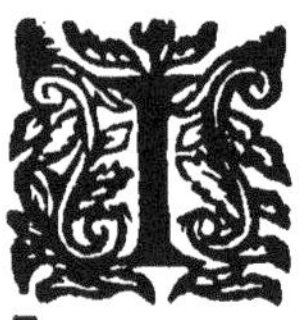E vous parlay hier, Messieurs, de toutes les parties qui servent à changer les alimens en chyle, & à le separer de ses excrémens. Je vous entretiendray aujourd'huy de celles, qu'on pretend estre les organes qui convertissent le chyle en sang, & qui reçoivent les excrémens de ce second changement. Ie vous feray donc un discours du foye, de la vessicule du fiel, de la rate, des reins, des capsules atrabilaires, de la vessie, & des vaisseaux de toutes les parties.

Le foye est une partie considerable pour sa grandeur, & pour ses usages; quoy qu'il n'ait pas, peut-estre, ceux que l'antiquité luy a donnés; il est d'une couleur rouge, brune, d'une consistence semblable a du sang caillé, envelopé d'une membrane fort delicate, situé immediatement sous le diaphragme, à l'Hypochondre droit pour la plus grande partie; & attaché par trois

forts ligaments. Premierement au ventre,
par la veine umbilicale, & au diaphragme
en deux endroits : du cofté droit, par un ligament large & mébraneux;& du gauche,
par un ligament rond, long, & fort dur.
Quelques-uns le divifent en partie droite
& gauche, qui ne font diftinguées que par
une petite fente, ou s'infere la veine umbilicale. Car dans l'homme le foye eft tout
entier ; au lieu que dans d'autres animaux,
comme le chien, il eft divifé en plufieurs
parties. Par deffus il eft rond, & fa fuperficie eft convexe ; en deffous elle eft concave. Il a les deux veines principales, d'où
femblent naiftre toutes celles du corps : Et
dans fa fubftance, elles ont un grand nombre de rameaux, qui s'abouchent manifeftement en plufieurs lieux, les uns avec les
autres, & fe reüniffent chacun à leur tronc.
Celüi de la veine porte fort de la partie cave ; & celui de la veine cave de la partie
convexe. Je vous dis hier les divifions de la
veine porte, je vais vous dire celles de la
veine cave,& en fuite de la groffe artere qui
l'accompagne.

La veine cave fortant de la partie convexe du foye, fe divife en deüx troncs ; dont
l'un penetre le diaphragme, & fournit des

veines à toutes les parties qui font au deffus ; l'autre defcend en bas, & en fournit
aux parties qui font au deffous. De forte
que la veine cave eft la principale veine du
corps, dont toutes les parties prennent des
rameaux, excepté celles du ventre qui en
reçoivent de la veine porte. Ce tronc inferieur de la veine cave, và, fans fe divifer,
jufques à la quatriéme vertebre des lombes,
accompagnée de la groffe artere, qui eft
fous luy. Il jette en décendant des rameaux
de côté & d'autre ; fçavoir les veines adi-
peufes, qui vont à la membrane des reins
& à la graiffe, dont elle eft entourée ; les
Emulgentes qui vont à la cavité du rein ;
les fpermatiques, dont la droite fort du
tronc mefme, la gauche de l'emulgente, &
aboutiffent aux tefticules , enfin les lom-
baires.Cela fait ce tronc décendant vers l'os
facrum, paffe par deffous l'artere, & fe divife en deux branches confiderables,qu'on
nomme veines iliaques,qui fourniffent des
rameaux à toutes les parties voifines, defcendent jufques aux extremitez, & produifent des veines dans les cuiffes, dans les
jambes, & dans les pieds.

L'artere eft d'une confiftence beaucoup
plus dure & plus épaiffe que la veine. Son

tronc ayant percé le Diaphragme , donne des rameaux à toutes les parties qui sont au deſſous , & prennent leurs noms de ces meſmes parties , auſſi bien que les veines qu'elles accompagnent. Ainſi il y a des arteres cœliaque , meſenterique ſuperieure & inferieure , emulgente , ſpermatique , lombaire , & de meſme du reſte. Ce tronc eſtant arrivé juſques à la quatriéme vertebre des Lombes , ſous la veine cave , paſſe par deſſus , & ſe diviſe en deux branches comme elle , qui arroſent toutes les parties inferieures par le moyen de leurs rameaux , qui ne ſont pourtant pas en ſi grand nombre que ceux des veines.

Deux rameaux ſortent des arteres iliaques , qui ont l'uſage d'arteres dans le fœtus ; & apres la naiſſance ne ſervent plus que de ligaments à la veſſie , non plus que l'ouraque , qui part de ſon fond , & va au nombril. Ces arteres , l'ouraque, & la veine umbilicale , ſont les vaiſſeaux umbilicaux qu'on vous démontra hier.

Je vous ay parlé, MESSIEURS, de toutes les veines du foye , & de beaucoup d'artres par occaſion. Pour achever ce qui eſt de conſiderable dans le foye , il faut vous dire qu'il a des arteres de la cœliaque , qui ſe

difperfent dans la partie cave, entre les rameaux de la veine porte. Il a encor une
petite veffie, avec un canal plein d'une liqueur jaune & tres amere, qu'on appelle
fiel ou bile jaune. On croid que la bile
contenuë dans le canal eft plus groffiere
que celle de la vefficule ; ils fe déchargent
par un mefme trou dans l'inteftin. Si l'on
fouffle dans ce canal, l'inteftin s'enfle, & la
vefficule demeure en mefme eftat ; ce qui
fait voir qu'il n'aporte pas la bile dans la
vefficule, comme quelques-uns penfent. En
effet, elle la reçoit immediatement du foye,
par le moyen de vaiffeaux tres petits, par-
femez en grand nombre entre les rameaux
de la veine cave, & de la veine porte, qui fe
reüniffants en un feul tronc, fe dégorgent
dans la vefficule. Plufieurs animaux, comme le Cerf, le Dain, le Chameau, n'ont
que le canal. La vefficule a des valvules tellement difpofées, qu'elles laiffent couler la
bile dans l'inteftin, mais en empefchent le
retour.

La rate eft fituée entre le ventricule &
les fauffes coftes, vers les vertebres, de maniére qu'il eft impoffible de la toucher,
quand elle eft dans fon état naturel : vous
verrés fa grandeur, fa figure, & fa couleur.
Elle

Elle eſt attachée par des membranes aſſés
de liées, au péritoine, à l'Epiploon, u rein
gauche, & quelquefois au Diaphragme. Je
vous ay parlé de ſes vaiſſeaux, dans la diviſion des veines & des artéres : Il n'y a plus
que ſes uſages dont je vous entretiendray,
aprés vous avoir parlé des reins & de la
veſſie, qui ſont les parties qui reſtent encor
à expliquer aujourd'huy.

Les reins ſont des corps d'une conſiſtence beaucoup plus dure que le foye & la rate ;
ordinairement il y en a deux ſitués à la region des lombes, aux coſtés de la veine
cave & de l'aorte, à qui ils ſont attachés,
par les veines & par les artéres émulgentes ;
comme au diaphragme & aux lombes, par
une membrane qui vient du péritoine, &
par les vretaires à la veſſie. Ces vretaires ſôt
deux vaiſſeaux particuliers, dont chacun a
dans la ſubſtance du rein pluſieurs petits
canaux, qui diminuants en nombre, plus
ils ſont prés de la ſortie, augmentent en
groſſeur, & ne ſont enfin qu'une aſſés am-
ple capacité qui reprend hors le rein la forme de vaiſſeau, ronde, longue, & s'étend entre les deux membranes du peritoine, juſques auprés du col de la veſſie, où ce vaiſſeau s'inſére. A l'entrée de chacun il y a des

E

valvules, qui laiffent la liberté du paffage à
ce qui décend dans la veffie, & en empefche
le reflus.

On trouve au deffus des reins deux petits
corps noiraftres, qui ont une cavité fenfible, remplie à ce qu'on dit d'un fuc mé-
lancolique; c'eft pourquoy on les nomme
capfules atrabilaires. Les Anatomiftes ne
conviennent pas de leurs ufages, & quelques-uns affurent qu'il n'y en a pas toûjours, mais feulement quelquefois à caufe
de l'abondance de la matiére.

La veffie eft un corps membraneux, de la
figure d'une bouteille ronde, propre à contenir une liqueur,& mefme des corps foli-
des qui s'y engendrent contre nature. Elle
eft fituée à l'hypogaftre dans la doublure du
peritoine, entre l'inteftin droit & l'os pubis
aux hommes; & aux femmes entre la matrice & le méme os. Tout le monde fçait
qu'elle contient l'eau dans fon état naturel
mais fi on la retourne & qu'on l'empliffe
d'eau, on voit cette eau s'infiltrer peu à peu
au travers de fes membranes, moüiller fa fur-
face extérieure, décendre imperceptible-
ment tout le long,& fe reüniffant au bout,
couler de méme maniére, que fi on l'avoit
percée. Ce qu'il y a encor de plus admira-

ble, eſt que cette veſſie retournée, qui laiſſe
échaper l'eau, contient l'air, comme quand
elle eſt en ſon état naturel. Il ſeroit bien
mal aiſé de rendre raiſon de ces effets aſſés
ſurprenants, ſuivant les principes d'Ariſto-
te ; mais il eſt moins difficile de les expliquer dans la Phyſique d'Epicure , ou de
Deſcartes.

Voila, MESSIEURS, toutes les parties
dont j'avois fait deſſein de vous entretenir
aujourd'huy. Il faut vous dire pour achever
mon diſcours, quels ſont les ſentimens
qu'on a de leurs uſages.

On a crû tres-long temps ſans conteſta-
tion, que le foye faiſoit le ſang ; mais ceux
qui ont eſté dans cette opinion, ont expliqué differemment, comment le chile dont
il eſt fait, arrive à cette partie. Les uns ont
penſé qu'il y alloit par les veines méſaraiques, qui ſont des branches de la veine porte ; de façon que ces veines, ſuivant ce ſentiment, ſervoient à porter le ſang, dont
les inteſtins ſe nourriſſent, & à reporter le
chyle, dont le ſang ſe fait. Mais comme il
ſemble que ces liqueurs venant à ſe rencontrer dans un meſme canal , devroient ſe
faire obſtacle ; il a falu imaginer des moyens
pour oſter la difficulté. Quelques-uns ont

dit que ce n'eſtoit pas une choſe impoſſible, puiſque le foye attire le chyle, & les
inteſtins le ſang, qui ſont forcés d'aller vers
le principe qui les attire , & qu'on voit
bien le Roſne couler par le milieu du Lac
de Geneve , ſans meſler ſes eaux. Qu'au
reſte perſonne n'a vû travailler la nature,
qu'il ne faut pas s'en mettre en peine &
qu'elle ſçait tout faire. D'autresplus fins ont
penſé que ces deux liqueurs ne couloient
pas en même temps dans un même canal
vers des lieux oppoſés , & que le foye
avoit de l'intelligence pour preſſentir ſes
beſoins, & faire ſon devoir : de maniere
que lors que le chyle eſt fait, il n'envoye
point de ſang aux inteſtins, juſqn'à ce qu'il
ait tout fait venir le chyle. Ceux qui ont re-
connû le mouvement circulaire du ſang
n'ont pas vû cet embaras : Ils ont cru qu'il
étoit facile que le chyle allaſt au foye par
les veines méſaraiques avec le ſang qui y
retourne. Enfin apres que les veines lactées,
ont eſté découvertes, il y en a, qui ont penſé qu'elles ſervoient à porter le chyle au
foye. Voila donc quatre manieres differentes. Ceux qui ſont d'un ſentiment contraire & qui reconnoiſſent le cœur pour la cauſe du ſang , diſent que les deux premieres

ne méritent pas d'être refutées. Que la troisiéme n'est pas possible ; parce que si le chyle entroit dans les veines méfentériques , il
faudroit qu'elles fussent entrouvertes du
du costé des intestins pour le recevoir ; & si
cela étoit on verroit un continuel écoule-
ment de sang. Qu'enfin la derniére opinion
est contraire à l'Anatomie , qui démontre
que pas un seul rameau des veines lactées,
n'entre dans le foye. De plus contre tous
ces Auteurs ils produifent l'expérience qui
fait voir le chemin par où le chyle se porté
au cœur qui a des cavites fensibles , où se
fait le changement , au lieu que le foye n'a
point de ventricule où il puisse se faire.

Tout le monde est d'accord, que la vessi-
cule du fiel , & le canal hepatique qui se
joint avec elle , fervent à contenir la bile;
mais on ne convient pas des ufages de cette
humeur. Dans la galenique, on penfe que
c'est un pur excrément que la nature ramaf-
fe pour s'en décharger comme de l'urine , &
qui fert pourtant par fon acrimoine à faire
vuider les intestins. Quelques-uns luy donnent un ufage pour les passions. Sylvius
prétend qu'avec le fuc pancreatique , elle
fait une effervescence dont on ne peut se
passer. Helmont la croit un baume absolu-

ment neceſſaire pour la conſervation de la vie.

Il n'y a point de partie à qui l'on ait don-né de plus differents uſages qu'à la rate ; beaucoup croient qu'elle attire du foye l'humeur melancolique dont elle ſe dé-charge dans le ventricule, & dans les inte-ſtins. D'autres ont penſé qu'elle faiſoit une partie du ſang, & ſe ſont efforcez d'imagi-ner des chemins par ou le chyle y arrive. D'autres ſe ſont perſuadez qu'elle fait des eſprits pour le ventre. Helmont y place ſon Archée, & aſſeure que les penſées s'y for-ment, & de là ſe reflechiſſent dans le cer-veau.

Les reins ſervent à ſeparer la ſeroſité du ſang, qu'ils tranſmettent à la veſſie, par les vretaires. La veſſie s'en décharge de temps en temps, par le moyen d'un muſcle apellé ſphincter, qui l'ouvre & la ferme, ſuivant le deſir de l'animal. Lors qu'elle eſt ouverte, l'urine ſort avec impetuoſité, en partie par ſon propre poids, en partie par une vertu elaſtique des fibres de la veſſie, & enfin par le ſecours des muſcles du ventre. Je vous diray demain comment ſe fait la ſeparation de l'urine, dans les reins, en vous expli-quant l'uſage des veines, & des arteres de

tout le corps, suivant l'opinion des moder-
nes, & vous expliqueray leur sentiment
touchant l'usage des parties, dont je vous
ay parlé, & que l'on va vous faire voir.

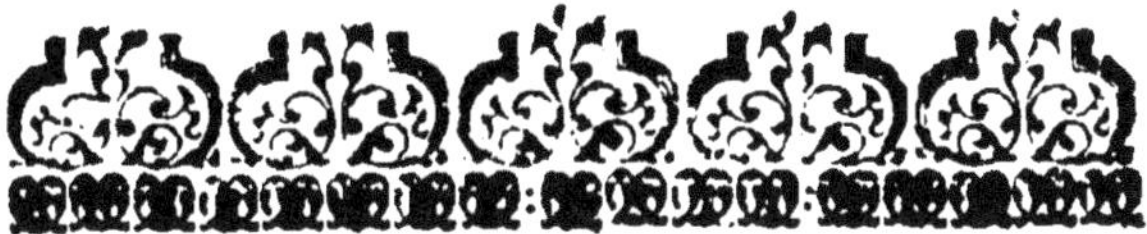

IV. DISCOURS.

'EST la coûtume, MESSIEURS
d'expliquer toutes les parties
du ventre, avant que de passer
à celles de la poictrine. Je changeray cet ordre, & vous entretiendray aujourd'huy des parties de la poictrine, &
de leurs usages, deux raisons principales m'engagent à ce changement : La
premiere est, qu'avant de vous parler
des parties qui servent à la generation,
il faut que vous sçachiez quelle partie fait le sang, & comment il se distribuë
pour la nourriture; parce que la semence se
fait des mesmes particules qui nourrissent:
La seconde est qu'il faut vous dire quels
sont les usages des parties qu'on vous démontra hier, suivant l'opinion des moder-

nes ; ce que j'accompliray en vous expli-
quant le mouvement du fang, qui dépend
du cœur, comme de fa fource.

La partie anterieure de la poictrine s'appelle le fternum, le derriere, le dos ; & les
laterales, les coftez. On peut la divifer comme le ventre en parties contenantes &
contenuës: mais fans m'arrefter à redire des
chofes affez faciles, je vous parleray des
principales parties, qui font les mammelles, le diaphragme, la pleure, le mediaftin,
le pericarde, le cœur, le poulmon, & tous
leurs vaiffeaux ; & je vous expliqueray en
fuite leurs fonctions & leurs ufages.

Les mammelles bien conditionnées font
le principal ornement du beau fexe, & ce
qu'il a de plus aimable & de plus propre
pour engager le cœur. Perfonne n'en igno-
re, la figure, la confiftence, la fituation,
& la couleur. C'eft pourquoy fans m'y arrefter, ie me contenteray de vous dire leur
compofition & leurs ufages ; elles font
compofées au dedans de corps glanduleux,
dont la nature eft particuliere ; d'une membrane qui envelope ces glandes, & de
quantité de veines & d'arteres qui les tra-
verfent. Ces corps glanduleux ne paroiffent
pas dans les enfans, ils font extrémement

durs dans les pucelles de quinze à seize ans, enflez dans les nourrices, & flaîtris dans les vieilles.

Le bout de la mamelle a plusieurs petits trous, par où le laict sort dans les nourrices, quand l'enfant le suce, ou qu'on l'exprime avec les doigts.

Il est tres-mal aisé de dire comment se fait le laict, & de quelle matiere. C'à esté une opinion assez commune, que le sang qui se vuide tous les mois par les parties naturelles des femmes, est la matiere du laict, & que c'est pourquoy les nourrices n'ont point ces sortes de purgations. Mais il semble que les Auteurs qui ont esté dans ce sentiment, n'y ont pas bien pensé ; car il se trouve des femmes qui sont reglées , quoy qu'elles soient nourrices,& les femelles des autres animaux, qui ne sont point sujettes à cette évacuation, qui arrive de mois en mois, ne laissent pas d'avoir du laict. De plus, Messieurs, où est la femme qui ait jamais jetté une si effroyable quantité de sang, comme il en faudroit pour tout le laict que fournit une nourrice pendant un mois. Quelques-uns ayans aperçeu ces difficultez , ont dit que veritablement ce n'estoit point ce sang la seul; mais tout au-

tre indifferemment qui se porte aux mammelles ; & qui par une vertu particuliere à
ces parties, s'y convertit en laict. Cependant cette opinion est encor combatuë de
beaucoup de raisons. Car il paroist impossible qu'une femme perde tous les jours autant de sang, comme elle donne de laict.
Et en outre les qualitez des aliments que
prennent les Norrices, sont bien plus sensibles dans le laict que dans le sang ; ce qui
n'arriveroit pas, s'il en estoit engendré,
parce qu'il reste moins de vestige des qualitez d'un corps, à proportion qu'il s'y fait
plus d'alterations successivement. Il semble
donc plus probable que laict se fasse immediatement de chyle, qui est le premier
changement que les aliments souffrent
dans le corps, & qui par consequent peut
retenir beaucoup des qualitez de son premier estre. Mais ce qu'il y a de déplaisant
dans cette opinion, est qu'on ne peut montrer par quels vaisseaux le chyle se porte aux
mammelles : Cependant je vous donneray
mes conjectures là dessus, en vous expli-
quant le mouvement du sang. Je ne vous
dis pas de les croire, car je n'en suis pas
moy - mesme extrémement persuadé ; &
quand je le serois , vous auriez toûjours la

liberté de vôtre penſée. Il n'y a pas, à mon ſens, d'arrogance plus inſuportable, que de vouloir aſſujetir les autres à ſuivre nos ſentimens.

Ordinairement il n'y a que deux mammelles. J'en ay vû une fois quatre, à une femme accouchée à l'Hôtel-Dieu, qui toutes rendoient du laiĉt. Il y en avoit deux à la place ordinaire d'une groſſeur mediocre, & deux autres immediatement au deſſous beaucoup plus petites.

Les mammelles ſervent ſouvent à faire naîſtre l'amour. Leurs principaux uſages ſont de cribler le laiĉt, comme je vous diray bien toſt, & à le contenir, juſqu'a-ce que l'enfant le ſuce.

Le Diaphragme ſepare la poiĉtrine du ventre, ſa ſubſtance eſt charnuë, excepté dans le centre, où elle eſt nerveuſe ; c'eſt proprement un muſcle large & rond. Il eſt percé en pluſieurs endroits, par où l'Oëſophage & les grands vaiſſeaux paſſent : il a beaucoup d'uſages fort conſiderables ; je vous en ay déja dit pluſieurs, en vous parlant des parties du ventre; il ſert dans le ris, qui enferme un ébranlement de la poiĉtrine. Tous ſes uſages ſont accompagnés de la reſpiration, à quoy il ſert principalement.

On dit, qu'à cauſe de la connexion qu'il y a de ſes nerfs, avec ceux des machoires & des lévres ; quand ſon centre eſt bleſſé, on meurt en riant, & c'eſt ce qui s'apelle ris Sardonien.

Il y a dans la poiĉtrine une membrane, qui fait à ſon égard la meſme choſe, que le peritoine au ventre : Elle ſort de coſté & d'autre des vertebres du dos, tapiſſe les parois de la poiĉtrine, ſe redouble au ſternum, doublée rédecend aux vertebres, & ſepare la poiĉtrine en deux ; on l'apelle la pleure, & ſon redoublement le mediaſtin.

Le cœur eſt envelopé d'une membrane de meſme figure que luy, mais plus grande ; de façon qu'elle luy laiſſe la liberté de ſe mouvoir. Elle contient une eau aſſez claire, dont l'origine eſt incertaine. Il eſt pourtant vray-ſemblable qu'elle provient des vapeurs qui éxudent du cœur ; & qui ne pouvant penetrer le pericarde, à cauſe de ſa conſiſtence, ſe reduiſent en eau. On ne ſçait point encor par où cette eau s'écoule, elle doit pourtant avoir une iſſuë ; autrement la membrane s'empliroit tellement, que le cœur ne pourroit plus ſe mouvoir. Peut-eſtre que le Pericarde, & l'eau qu'il contient, ne ſont pas abſolument neceſſaires,

puis

qu'on a veu quelque-fois des hommes
fans péricarde.

C'eft icy, Messieurs, que par occafion
je répondray au défy qu'on me fit hier en
voftre prefence, de trouver dans le corps
des parties qui foient fans ufage. Je n'évite
point le choc, au contraire je le recherche, & je veux faire un autre défy à tous
ceux qui font fi fort attachez aux fentimens de Galien. Je les défie donc de choi-
fir un jour & un lieu, pour me répondre fur
le champ, en prefence de gens de bon fens,
à toutes les objections que je feray contre
leur opinion, touchant l'ufage des parties,
leur figure, & leur nombre. Et moy j'offre
de répondre auffi fur le champ à toutes celles qu'ils voudront faire contre la mienne.
C'eft une temerité de jeune homme, il eft
vray, mais il y a des temeritez heureufes.
Alexandre n'eut point efté le maiftre du
monde, & n'auroit jamais acquis la reputation qu'il a parmy les hommes, s'il n'eût
efté temeraire. Ne penfez pas pour cela,
Messieurs, que je préfume tant de moy,
ny que j'aime la difpute, je la hais mortellement. Il refte toujours dans les ames
communes, apres ces fortes d'altercations,
une aigreur que leur foible raifon ne peut

adoucir ; mais il y va de 'na reputation. Si
l'on vouloit feulement me faire paffer pour
un vifionnaire, ou pour un homme de peu
d'efprit, j'écouterois fans replique, parce
que je fçay qu'on auroit de la peine à le
perfuader à tout le monde. S'il y a des gens
qui ayent du dégouft pour ma maniere de
raifonner, il y en a d'autres qui l'aprou-
vent ; & je fuis fi heureux en ce point, que
je plaïs au moins à ceux à qui je veux plaire. Mais, Messieurs, on va bien au delà,
à l'occafion de quelques opinions particulieres, on me calomnie fort indignement,
& mes ennemis m'accordant un peu d'efprit, pour mieux faire avaler le poifon de
leur médifance, ils fement fourdement une
tres mauvaife opinion de ma croyance & de
mes mœurs. C'eft donc un jufte reffen-
timent qui m'engage de faire les propofitions que vous avez entenduës, & la di-
greffion que je finis & que je vous prie de
me pardonner.

Je reviens à mon fujet, & je dis qu'il y
a dans le corps des parties qui font fans
ufage ; & pour étonner bien des gens, je
propofe le péricarde, ou la membrane qui
envelope le cœur. Mais dira-t-on, n'eft-ce
pas un ufage d'enveloper le cœur ? non,

avoir un ufage eſt ſervir à quelque choſe.
Pour ſervir à une choſe, il faut qu'elle en
ait beſoin, ou pour eſtre ſimplement, ou
pour eſtre mieux : or le cœur peut eſtre
ſans Péricarde , & n'eſt point mieux
d'en avoir ; Qu'il puiſſe eſtre ſans Péricarde , je l'ay vû dans un chien fort vi-
goureux ; mais je ſuis icy un témoin re-
cuſable , mes amis ſçavent pourtant que
j'ay de la bonne foy par excez , & que je
ſuis ſincere dans les choſes , meſme ou
mon intereſt m'obligeroit de diſſimuler.
Cependant cherchons un autre témoin.
Colombus a ouvert un de ſes Eſcoliers , à
qui il ne trouva point de Péricarde , & qui
vray-ſemblablement n'eſt pas mort de cela, non plus que mon chien qui ſe portoit
parfaitement bien, quãd je le diſſequay par
curioſité. Le cœur peut dõc ſe paſſer de Péricarde, & n'eſt point mieux pour l'avoir; puis
qu'il fait auſſi bien ſes fonctions quand il
ne l'a pas, que quand il l'a. Ce qui ſe void
dans cet Eſcolier , & dans le chien, qui ſe
ſont long temps bien portez , & qui ne
ſont pas morts faute de Péricarde. Mais diſent nos Adverſaires , la nature ne fait rien
d'inutile. Je répons, dans leurs principes
elle fait pis, puis qu'elle fait des choſes nui-

fibles, & pour en donner un exemple pris
d'entre deux cens mille que je pourrois
apporter. Elle fait un Epiploon qui décend
quelquefois jufques fur le col de la matrice,
& empefche, comme ils avoüent, la generation ; & fi elle fait des chofes nuifibles,
elle peut en faire d'inutiles. Ils repartiront,
ce n'eft que quelquefois. Il eft vray, mais fi
elle a des pechez actuels, elle peut en avoir
d'habitude. L'impitoyable ou l'aveugle
qu'elle eft, produit toûjours les hommes
fans aifles qu'elle a accordés aux mou-
cherons ! cependant elle a donné aux
hommes une inclination de voler. Je le
prouve, dans les principes de ceux contre
qui je parle. L'inclination eft naturelle, c'eft
à dire donnée de la nature, quand elle fe
trouve dans toute l'efpece : or cette inclination eft dans toute l'efpece, puis qu'il n'y
a pas un homme qui ne fuft bien aife de
voler, & qui n'en fouhaitaft paffionnément
les avantages, s'il pouvoit les obtenir. De
maniere que la nature donne une inclination pour une chofe dont elle refufe les
moyens. Voila, Messieurs, les faul-
fes confequences qui fuivent les principes
de ceux contre qui je parle. Dans ceux que
j'ay établis, quoy qu'il arrive de defavanta-
geux, il n'y a rien à reprocher à la nature,

ny à son Autheur. Rien à la nature , qui n'est que la matiere avec ses mouvements, dont elle suit aveuglémét la necessité. Rien à l'Autheur qui est le maistre de la matiere & de ses mouvements, qu'il a disposez comme il a voulu , sans s'asservir à rechercher ce qui est de plus avantageux pour les ouvrages qu'il en fait, qui sont toûjours défectueux pour eux-mesmes , & parfaits à l'égard de l'Autheur qui les a voulus de la sorte. Dans les autres principes, suivant les consequences qu'on peut en tirer, il faut en cent mille occasions accuser la nature d'erreur. C'en est assez, je pense, pour m'aquiter de ma parole , & ainsi je retourne au cœur, dont il est important de bien sçavoir la structure, pour comprendre ses mouvemens & ses usages.

La figure du cœur est pyramidale, sa base est au milieu de la poictrine, & de tout le corps, en exceptant les extrémitez ; elle est fortement attachée ; la pointe au contraire est libre & va du costé gauche. Il a deux cavités insignes, qu'on nomme ventricules, separées par un mur métoyen fort dur , au travers de qui il n'est pas vray-semblable qu'une liqueur puisse passer. Le paroy propre du ventricule gauche est plus épais &

plus compacte que celuy du droict , mais
univerſellement toute la chair du cœur eſt
fort ſerrée & les fibres en ſont tres dures.

Le cœur, outre la veine coronaire qui
l'entoure, a quatre vaiſſeaux conſiderables;
deux à chaque ventricule. Le tronc ſuperieur de la veine-cave, monte depuis le
diaphragme, en produiſant de côté & d'autre des rameaux , & arrive ſans ſe diviſer
juſques aux clavicules ; où il ſe ſepare en
deux branches, qui jettant pluſieurs rameaux, fourniſſent des veines au col , à la
teſte, aux épaules, aux bras, & aux mains.
En paſſant au cœur, il s'entr'ouvre dans le
ventricule droit, & ſe dilatant, fait un corps
membraneux, & creux, de meſme ſubſtance
que luy, qu'on appelle l'oreille droite du
cœur, à cauſe de ſa figure , qui reſſemble
pourtant mieux au capuchon d'un Moine.
De ce meſme ventricule droit, ſort une artere qui ſe diviſe en pluſieurs rameaux, dans
les poulmons ſituez ſous le cœur. A l'entrée de l'embouchure de la veine-cave dans
le ventricule droit, il y a des valvules, qui
ſont des membranes tellement figurées &
diſpoſées, qu'elles laiſſent facilement couler une liqueur de la veine dans le ventricule; mais quand la liqueur eſt décenduë,

& qu'elle fait effort pour reffortir , elle
pouffe tellement les valvules, qu'elle s'enferme & ne peut avoir iffuë par cet endroit là. De mefme au commencement de
l'artere , qui fort de ce ventricule , il y a
des valvules autrement difpofées , de maniere qu'elles laiffent un paffage libre à la
liqueur, qui s'efforce de couler du ventricule par l'artere ; mais s'il en venoit une
par l'artere vers le ventricule, en donnant
contre les valvules , elle s'en boucheroit
l'entrée. Il y a dans le poulmon plufieurs
rameaux de veines , qui s'abouchent manifeftement en divers endroits , avec les
branches de l'artere dont je viens de parler. Toutes ces veines femées dans la fubftance du poulmon fe reüniffent en un feul
tronc, qui en fort, & fe va rendre au ventricule gauche du cœur, fe dilate à fon entrée,
& forme une oreille un peu plus petite que
la droite. La grande artere fort de ce mefme ventricule gauche, & fe divife en deux
troncs, dont l'un fournit par fes differents
rameaux, des arteres à toutes les parties qui
font au deffus du cœur, & l'autre à toutes
celles qui font au deffous. Ainfi de cette
artere proviennent toutes les autres, excep-
pté celles du poulmon, qui font les bran-

ches de l'artere du ventricule droit. A l'em-
boucheure de la veine dans le ventricule
gauche, il y a des valvules semblables à
celles de la veine-cave. Pareillement, à
l'entrée de la grande artere, il y en a de
semblables à celles de l'artere du ventricule
droit, & qui ont le mesme usage. Voila
donc, MESSIEURS, quatre vaisseaux considerables, deux au ventricule droit, la veine-cave, & une autre artere, que j'appelle-
ray l'artere du poulmon; deux au ventricule gauche, la grande artere, & une veine
que je nommeray la veine du poulmon.

Le cœur a deux mouvemens, * l'un par
lequel il se dilate, + l'autre par lequel il se
resserre; & entre ces mouvements il y a des
repos. La dilatation arrive en mesme
temps dans tous les deux ventricules, & la
contraction de mesme. Ces mouvements
& ces repos sont aussi dans toutes les arteres. C'est une chose suprenante que l'on
ne convient pas en quel estat le cœur est
dans sa dilatation; c'est à dire qu'on doute
si le cœur se dilate, lors que sa pointe aproche de sa base, ou lors qu'elle s'en éloigne.
Voicy, MESSIEURS, la maniere de le decider ; il est certain que le cœur se dilate
quand il s'emplit, & qu'il se resserre quand

* *Diastole.*   + *Systole.*

il se vuide. Il est encor certain que l'artere
s'emplit & se dilate , lors qu'il se vuide.
Ainsi quand l'artere se dilate, le cœur se re-
serre ; or voyons en quel estat il est lors de
la dilatation de l'artere. Lors que l'artere se
dilate elle bat , & le cœur bat en mesme
temps qu'elle ; ce qu'on observe facilement
en mettant la main droite sur le cœur, & la
gauche sur l'artere du poignet droit ; par
consequent le cœur se resserre quand il bat.
Maintenant lors que le cœur bat, la pointe
aproche de la base , car ce n'est point la
pointe qu'on sent fraper au dessous du ma-
melon gauche. On vous le démontrera, en
vous faisant voir la situation du cœur.

Le poulmon est situé dans toute la capacité de la poitrine, sous le cœur, & divisé
par le mediastin en deux parties, droite &
gauche. Outre les deux vaisseaux dont je
vous ay parlé, il en a un particulier qu'on
nomme l'aspre artere, dont les branches
sont éparses dans sa substance , & le tronc
s'étend le long du col jusques à la bouche,
Ce tronc a par devant, des cartilages demy
circulaires, & par derriere, une simple membrane ; ce qui fait qu'il peut estre compri-
mé , & laisser à l'Esophage , qui est derriere
luy , la liberté de se dilater, quand les ali-

ments defcendent de la bouche dans le ventricule. Le poulmon a comme le cœur deux mouvements, l'infpiration & l'expiration, qui font les deux parties de la refpiration. On eft en doute s'il fe dilate, à caufe qu'il reçoit l'air, ou s'il le reçoit parce qu'il fe dilate. Vous fçaurez ce qu'il faut en juger, quand je vous auray expliqué comment fe fait la refpiration.

Les parties dont je vous ay parlé ont beaucoup de fonctions & d'ufages ; je me contenteray de vous entretenir des plus confiderables, en commençant par la circulation.

Ce qu'on apelle circulation du fang, eft plutoft un mouvement du centre à la circonference, & un retour de la circonference au centre. Le fang fort du ventricule gauche du cœur par la grande artere, le plus fubtil & le plus en mouvement monte en haut par le tronc fuperieur qui eft plus droit, & détermine le plus groffier à fe détourner & couler par le tronc inferieur, qui s'éloigne du cœur obliquement. Ce fang groffier, ou plûtoft moins fubtil, décend & fe diftribuë au ventricule, à la rate, au foye, aux reins, aux tefticules, aux inteftins, & aux autres parties du ventre, par les diffe-

rentes branches que l'artere produit en décendant. Le reste passe dans les cuisses, dans
les jambes, & jusques au bout des pieds,
par les Iliaques & par leurs rameaux. En
faisant ce chemin, ce qu'il y a de liqueurs
differentes dans la masse du sang se separent
en divers endroits. L'acide le plus subtil va
au ventricule, & fait la faim & la dissolu-
tion des aliments; Le plus grossier à la rate,
L'amer le plus subtil se decharge dás la ves-
sicule du fiel ; Le plus grossier dans le canal
hepatique, Un tres grand nombre de differentes liqueurs, & entr'autres une muco-
sité, tombent dans les intestins, la serosité
dans les reins, la semence dans les testicules.
Toutes ces separations se font, vray-sem-
blablement, par la differente configuration
des pores des parties, & par la constitution
interieure des liqueurs. C'est à dire que les
liqueurs, dont les particules sont propres, à
passer par l'extremité des pores de la rate, y
passent necessairement ; & les autres qui ne
sont pas figurées de mesme sorte ne passent
point. De mesme pour la separation de la
bile, de la serosité, de la semence, & du reste. Ressouvenez-vous, MESSIEURS, de
l'observation que je vous fis faire hier, que
la vessie retournée laisse échaper l'eau par

ſes pores,& retient l'air. Quel moyen d'expliquer cela, ſi nous ne diſons que les pores de la veſſie retournée, ſont tellement fi-
gurés & diſpoſés,qu'ils ſont propres à laiſſer
paſſer les particules de l'eau, & non pas celles de l'air, qui ont des figures différentes.
Toutes ces ſeparations ſe ſont aparemment
de meſme dans nos corps, ce qui peut échaper des vaiſſeaux s'échape & ſe place où il
y a du lieu pour le recevoir. Les differents
ſucs ſe ſeparent ainſi les uns des autres, ainſi
les parties ſont nourries par les particules du
ſang qui ſortent de l'extrémité des arté-
rioles inſenſibles, quand ils trouvent lieu
pour ſe mettre, lequel ils rencontrent par
l'évaſion, d'autres qui ſe ſont diſſipées :
or comme il ne s'en échape que tres-peu à
la fois, ce qui reſte retourne par les petites
veines inſenſibles,dans les ſenſibles. Ce qui
n'a point paſſé dans les parties des pieds,
des jambes, & des cuiſſes, retourne par des
rameaux inſenſibles dans les veines qu'on
voit en ces parties ; delà dans les iliaques,
& de celles-cy, dans le tronc inferieur de
la veine-cave. De meſme à la rate, aux inteſtins, au ventricule, excepté que les venu-
les de ces parties, & encor de quelques au- .
tres du ventre, ſe déchargent dans les ra-

meaux

meaux de la veine porte , & les rameaux
dans le tronc : du tronc dans les rameaux
qui font dans la fubſtance du foye. Et comme je vous ay fait remarquer dans un autre
diſcours, ces rameaux de la veine porte s'a-
bouchent manifeſtement en pluſieurs endroits , avec les rameaux de la veine cave,
qui ſont auſſi dans le foye ; & par ces abouchemens , le ſang de la veine porte paſſe
dans la veine cave. De maniere comme
vous voyez , que tout le ſang qui revient
des parties ſituées au deſſous du diaphragme, paſſe par le tronc ſuperieur de la veine
cave, & va à la rencontre de celuy qui revient de meſme façon des parties ſuperieures, par le tronc de la veine cave qui eſt au
deſſus du cœur, & le tout ſe décharge dans
l'oreille droite; delà il décend dás le ventricule droit, d'où il reſſort apres s'eſtre rarefié
par l'artere du poulmon, ne pouvant reſ-
ſortir par où il eſt entré , à cauſe des valvules ; de l'artere du poulmon il s'échape du
ſang qui nourrit ce viſcere. Le reſte paſſe
par les abouchemens que je vous ay fait
remarquer des rameaux de l'artere, dont je
vous parle, avec ceux de la veine du poulmon. Par cette veine il coule dans l'oreille
gauche, d'où il tombe dans le ventricule du

G

mefme cofté ; & ne pouvant reffortir par
où il eft entré, à caufe de la difpofition des
valvules : apres s'eftre rarefié, il fort avec
impetuofité par la groffe artere ; & durant
que l'animal eft en vie, il fait fans ceffe ces
tours & ces retours, par les chemins que je
vous ay décrits.

Comme le fang fe diminuë par la perte
des particules qui fervent à nourrir les parties ; il feroit enfin épuifé, s'il ne s'en faifoit tous les jours de nouveau.

Le chyle, dans l'opinion de tout le monde, eft la matiere dont il s'engendre. Nous
avons dit qu'il fe crible par les petits orifices des veines blanches ou lactées, qui font
en tres grand nombre dans le méfentere.
Toutes ces veines fe dégorgent dans un refervoir, qui eft fitué fous le centre du méfentere, entre les deux reins, d'où il fort
par un canal appellé torachique, qui s'é-
tend le long de l'épine jufqu'à la veine
fous-claviere gauche, par où il eft porté
dans le tronc fuperieur de la veine cave au
deffus du cœur, & delà dans le ventricule
droit avec le fang, avec qui il fe fermente;
& faifant le mefme chemin que luy, acquiert
enfin la mefme nature, par les differentes
fermentations qui fe font dans les ventri-

cules du cœur.

Il y a donc dans ces ventricules un levain, ou une espece de feu sans lumiere, qui
rarefie le sang & le chyle ; d'où vient que
les ventricules se gonflent, ce qui fait la dilatation du cœur. Le sang sortant en suite
par les arteres avec beaucoup d'impétuosité,
les emplit & les dilate pendant que le cœur
se vuide, & se resserre, ce qui fait la contraction. Les arteres apres se resserrant, ex-
priment le sang dans les parties, & dans les
petites veines, pendant que le cœur se
remplit, & ainsi toûjours. Le sang donc
est la cause du mouvement du cœur, & des
arteres ; & à la verité le poulx change, suivant les differentes fermentations du sang,
qui se font dans les passions, & dans les ma-
ladies. Il y a pourtant aparence que la structure de ces parties y contribuë aussi, &
qu'il y a une vertu elastique dans plusieurs
fibres, qui fait qu'elles se resserrent, apres
s'estre dilatées. Si l'on veut mettre le bout
d'un soufflet dans un gan, & qu'apres l'a-
uoir lié dessus, on souffle dans le gan, l'on
aura une peinture de la convexion qu'il y
a du mouvement du cœur, avec celuy des
arteres ; en se representant que le cœur est
à l'égard des arteres, ce qu'est le soufflet à

l'égard du gan.

Quoy que dans ces opinions, dont il femble qu'on foit obligé de demeurer d'accord par l'experience , le foye n'ait pas l'ufage que les anciens luy ont donné : il ne laiffe pas d'eftre une des plus confiderables parties du corps. Il fert d'appuy aux deux grands vaiffeaux, par où le fang de toutes les parties fituées au deffous du diaphragme, retourne au cœur. Il eft comme un crible qui fepare la bile des autres liqueurs, & il ne faut pas s'étonner que le fang fe reffente de fes alterations , & que tout le corps fe flaîtriffe quand il eft gâté.

Apres avoir parlé des fonctions du cœur, & avoir expliqué la maniere dont elles fe font, il faut, pour finir ce difcours , vous dire en peu de mots comment la refpiration fe fait. Le diaphragme éleve la poictrine , & les mufcles intercoftaux la dilatent. Ce qui ne peut fe faire fans que l'air foit pouffé & obligé de prendre une autre place, qu'il trouve aifément dans les poulmons qui le reçoivent , & fe dilatent fans peine , à caufe que la capacité de la poictrine eft augmentée , à proportion de l'action des mufcles, & de l'impulfion de l'air. Pour comprendre cecy avec plus de facilité , il faut remarquer que l'air , qui eſt autour de la poictrine , eſt non ſeulement continu à celuy qui eſt hors de nous ; mais encor à celuy qui eſt dans la bouche , dans les narines , dans l'aſpre artere , & dans les poulmons , où il en reſte toûjours meſme apres l'expiration. Il faut encor obſerver que lors qu'on pouſſe l'air , il va du coſté où il y a moins de reſiſtance. Or il y a beaucoup moins de reſiſtance au dedans de la poictrine, par la dilatation que les muſcles en en font , qu'il n'y en a au dehors : & par conſequent l'action des muſcles force l'air d'entrer dans le poulmon , d'où il reſſort par le retour de la poictrine, à l'eſtat où elle eſt apres l'expiration.

Je vous ay expliqué toutes les fonctions d'une maniere méchanique, qui me paroiſt fort vray-ſemblable ; vous ſçavez la maniere commune de les expliquer par les facultez ; examinez la choſe avec reflexion , & prenez le ſentiment qui vous entrera mieux dans l'eſprit. On va maintenant vous démontrer toutes les parties dont je viens de vous entretenir.

V. DISCOURS.

*Nascentes morimur finisque ab origine
pendet.*

L E chemin qui nous mene à la
vie, eſt celuy meſme qui nous
conduit à la mort ; & à la verité, Messieurs, les meſmes
principes qui par leur aſſemblage nous
font naiſtre, par leur deſunion nous font
mourir : & la meſme neceſſité fatale & in-
diſpenſable qui les fait ſe joindre, les fait
ſeparer. C'eſt en vain que nous cherchons
dans la nature des baumes pour nous rendre immortels ; elle n'a point de nœud aſſez fort pour attacher ſi étroitement les éle-
ments qui nous compoſent , qu'ils ne
ſoient toûjours en eſtat de le rompre. Il
n'y a qu'elle, qui mourant à chaque mo-
ment ne finit pourtant point, parce qu'en
periſſant elle ſe renouvelle. C'eſt le veritable Phœnix qui renaiſt de ſes cendres , &
qui ne meurt jamais ſans reſſuſciter. Il

faut donc accorder ce que dit un de nos
excellens Poëtes, en parlant de la necessité
de mourir. Voicy ses vers,

La mort a des rigueurs à nulle autre pareilles,
    On a beau la prier;
La cruelle qu'elle est, se bouche les oreilles,
    Et nous laisse crier.

Le pauvre en sa cabane, où le chaume le
    couvre,
    Est sujet à ses Loix;
Et la garde qui veille aux barrieres du
    Louvre,
    N'en défend pas nos Rois.

L'Unique remede, ou plûtost le foible
foulagement à la douleur qu'on a de
se trouver en necessité de mourir, est de se
voir renaistre dans un successeur ; cela fait
que l'amour qui nous conduit à ce but, est
la plus forte de toutes les passions. S'il
m'estoit pourtant permis de dire la verité,
que je cherche toûjours, & que je ne puis
cacher lors que je l'ay trouvée, j'assurerois
qu'ordinairement c'est bien moins le desir

des enfás, qui fait accoupler les deux fexes; que le plaifir au bout duquel un enfant fe trouve quelque fois, mais ce n'eft pas toû. jours la fin qu'on s'eftoit proposée. Je vous diray donc, Messieurs, fuivant ma maniere ordinaire de raifonner, par quelles neceffitez les hommes fe multiplient, quand je vous auray entretenu de parties qui fervent à cét ufage.

Elles font differentes dans l'homme & dans la femme ; vous fçavez affez de quelle maniere font faites celle de l'homine ; pour entendre ce difcours que je vous feray, il faut expliquer celles de la femme, comme le fujet nous y oblige.

Les parties de la generation font internes, ou externes : Les externes paroiffent au dehors fans diffection ; vous fçavez les differents noms qu'on leur donne. Comme on craint de fe falir la bouche, en les apellant par leur nom , on les nomme ordinairement parties honteufes, auffi bien dans les hommes que dans les femmes. Vn de nos Autheurs enjoüés, les apelle parties honorables, parce que c'eft une honte de n'en point avoir. En effet, un Eunuque eft la honte des hommes, & l'horreur du beau fexe. Il n'a point cette aimable couleur

qui brille fur le vifage de ceux qui font en-
tiers, fa voix eft grefle & effeminée, il eft
fans barbe, fans cœur, incapable des belles
actions ; en un mot, il a toutes les foiblef-
fes des femmes, fans en avoir les beautez
& les graces.

C'eft affez pour moy, MESSIEURS,
de vous avoir raporté les noms qu'on donne à ces parties en general, fans m'arrefter
à vous en faire une defcription exacte. En
vous les démontrant, on vous dira les noms
de chacune en particulier ; & on vous fera
voir ce que c'eft que la grande fente, les lévres, les Nymphes, le Clitoris, les Caron-
cules, & tout ce qui s'y rencontre digne de
remarque.

Obfervez feulement que le Clitoris ref-
femble prefque en toutes chofes au mem-
bre viril ; il eft fitué en mefme lieu ; il a
mefme fubftance, mefme compofition, une
maniere de gland & de prépuce, de l'érec-
tion & du plaifir ; car c'eft là principalement où les femmes fentent la volupté. Il
devient quelquefois fi long, qu'elles en
abufent, comme le remarquent plufieurs
Autheurs. Et fi cela eft vray, je voudrois
demander en paffant à Meffieurs nos Antagoniftes, s'ils voudroient conclure que la

nature a donné le Clitoris aux femmes
pour s'en servir ainsi. Il faut asseurément
qu'ils le fassent ou qu'ils renoncent à
leurs principes, ou qu'ils passent pour les
plus opiniâtres de tous les hommes. Car
s'ils prennent toûjours comme ils font l'u-
sage pour la fin ; Il faudra qu'ils avoüent
que la nature a eu des intentions criminelles, en produisant des parties qui peu-
uent avoir des usages abominables.

Quelques Autheurs disent, que c'est en
cette partie là où se fait la circoncision aux
femmes. Chez les peuples Orientaux, il
devient si long & si nuisible, que pour prévenir cette incommodité, on y aplique le
feu. C'est une chose admirable que la nature, qui suivant l'opinion de nôtre Adversaire, n'a point mis de cheveux sur le front,
parce qu'ils seroient descendus sur les yeux,
& qu'on auroit esté obligé de les couper,ce
qui seroit une necessité fâcheuse,à quoy elle
n'a point voulu assujettir l'homme. C'est
une chose admirable, dis je, que la nature
qui a eu tant de prévoyance, pour l'exempter d'une operation facile & sans douleur, ait assujetti ces femmes du Levant, à
une operation fort douloureuse. Si l'on suit
son principe, il faut dire sans doute,ou que

la nature est moins bonne en ce pays là, ou
moins avisée, ou bien ces miserables femmes luy ont fait avant que de naistre, quelque outrage considerable.

Les parties internes de la femme, qui servent à la generation, sont la matrice, les testicules, & leurs vaisseaux. Je pourrois vous
en faire une peinture aussi fidele & aussi
exacte, comme je fis hier du cœur ; mais
vous n'en auriez pas pour cela une idée si
claire que celle qu'on vous donnera par la
démonstration ; car en mesme temps elle
entrera chez vous, par les yeux & par les
oreilles. Escoutez ce que je vous en diray,
comme une chose absolument necessaire à
mon discours.

La matrice est située à l'hypogastre, entre
l'intestin droit & la vessie , attachée par
quatre ligaments, deux superieurs larges &
membraneux, qu'on dit venir des muscles
des Lombes ; deux inferieurs ronds &
longs, qui naissent des deux costez du fond
de la matrice, passent au travers du peritoine & des muscles , & vont se terminer jusques vers le genoüil. Elle ressemble à une
phiole ronde, & par consequent elle a un
corps, & un col , & deux orifices ; l'un interne qui est celuy du corps, & l'autre ex-

terne, qui eſt celuy du col. L'entrée de l'o-
rifice interne eſt ſi petite , qu'à peine on
peut y mettre un ſtilet ; & l'on tient qu'a-
pres la conception il eſt exactement fermé.
La matrice a un tres grand nombre de veines & d'arteres , qui ſervent à divers uſages
dans la groſſeſſe , ou hors la groſſeſſe ; mais
toûjours les veines reportent le reſte du
ſang, que les arteres ont aporté.

Les teſticules ſont plus haut que la matrice, au deſſus des ligaments ſuperieurs ; ils
ont chacun une veine & une artere, qu'on
nomme vaiſſeaux ſpermatiques , à cauſe
qu'on a crû qu'ils portoient tous deux dans
le teſticule , la matiere dont ſe fait la ſemence ; ce qui eſt contraire aux nouvelles
experiences, qui montrent que la veine re-
porte une partie de ce qui eſt venu par l'artere. Il y a d'autres vaiſſeaux, qui des teſticules portent la ſemence dans ce qu'on
apelle les cornes de la matrice , ou dans la
matrice meſme.

La matrice eſt beaucoup plus épaiſſe durant la groſſeſſe, que dans un autre temps :
Il ſemble pourtant que le contraire devroit
eſtre , car toutes les membranes s'étreciſ-
ſent en ſe dilatant. Vous viſtes hier le ventricule, que l'on avoit fait enfler. Sa membrane

brane estoit beaucoup moins epaisse qu'auparavant. Cependant ce que je vous dis
de la matrice est tres certain. Galien pourtant asseure le contraire, trompé par l'a-
parence de la raison que je viens d'aporter.
Plusieurs Medecins l'ont suivi, ne voulant
pas douter de sa bonne foy, ny de la dili-
gence. Je vous fais faire cette observation,
non seulement parce qu'elle est belle & cu-
rieuse: mais pour vous faire prendre une
resolution dont vous me sçaurez gré tout le
reste de vostre vie. Faites dessein d'examiner toûjours autant que vous pourrez les
choses par vous mesmes, Dépoüillez vous
de cette superstitieuse croyance pour les
Autheurs. Ne faites point d'efforts pour
justifier leurs erreurs ; Ils sont assez excusa-
bles de s'estre trompez, quand on considere
qu'ils estoient hommes. Défiez vous toûjours des raisonnemens, sur tout en matiere de fait ; & éclaircissez vous de leur verité
par l'experience. Les aparences trompent
presque toûjours ; & quand on vient à examiner les choses les plus universellement
receuës, on y trouve de la fausseté.

Ce que je vous ay dit de la matrice, & de
ses vaisseaux, suffira pour entendre toutes
les choses qui me restent à vous dire , je

commenceray par la recherche de ce qu'on nomme pucelage.

Il eft tres difficile de déterminer ce que c'eft. Les Arabes ont crû que c'eft un tiffu de cinq veines ; les autres que c'eft l'adhe-rence des parois du col de la matrice ; les autres que ce font les caruncules jointes par une membrane. D'autres que c'eft une membrane mife expres par la nature ; & moy je penfe que ce n'eft rien de tout cela. Dans les diffections qu'on fait des jeunes filles à huit, neuf & dix ans, on ne trouve rien de ce qu'ont dit les Autheurs. S'il s'eft rencontré quelque fois une membrane, elle y eftoit contre l'ordinaire : Et pour rai-fonner dans les principes de ces Meffieurs là, qui tous font Galeniftes, la nature ne feroit pas fage de mettre une barriere pour empefcher le Laboureur d'entrer dans le champ qu'elle veut qu'on feme. La feule difference qu'il y a entre une fille pucelle, & une autre qui ne l'eft pas, eft que fi l'on met le doigt dans l'orifice externe de la ma-trice d'une pucelle, on fent qu'il eft preffé inégalement de la maniere que le preffe-roit une bourfe, fi l'on en tiroit les cor-dons, ce qui n'arrive point dans celles qui font deflorees. Cependant il ne faut pas

décider trop hardiment ſur ce point , de
crainte d'accuſer avec injuſtice ces belles ,
qui malgré leurs feintes , ont tant de peine
à reſiſter à l'amour, & qui ennuyées de leur
condition , envient la felicité des plus fa-
rouches animaux , écoutés de la bouche
d'une de leurs compagnes , comme elles ſe
plaignent d'une maniere éloquente & tou-
chante.

Que voſtre bon-heur eſt extréme,
Cruels Lions ſauvages Ours ,
Vous qui n'avez dans vos amours
D'autre regle que l'amour meſme.
Que j'envie un ſemblable ſort ,
Et que nous ſommes mal-heureuſes,
Nous de qui les Loix rigoureuſes
Puniſſent l'amour par la mort.

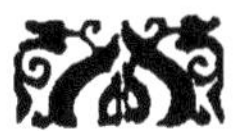

Si l'inſtinct & la Loy, par des effets côtraires,
Ont également attaché,
L'un tant de douceur au peché,
L'autre des peines ſi ſeveres.
Sans doute où la nature eſt imparfaite en ſoy,
Qui nous donne un panchant que condamne
   la Loy;
Ou la Loy doit paſſer pour une Loy trop dure,
H ij

Qui condamne un panchant que donne la nature.

DE ce que je viens de dire du pucelage, il est aisé de conclure qu'il n'est pas necessaire qu'il sorte du sang dans le premier combat amoureux. Il est vray qu'il semble que cela doive toûjours arriver, ou que la Loy du Deuteronome soit mal établie, ce qu'on ne peut pas dire sans impieté. Cette Loy commande aux parens de l'épousée de se saisir des linges, dans lesquels elle a couché la premiere nuit de ses nopces, & de les garder comme une marque de sa virginité, s'ils sont ensanglantez ; afin que si son mary venant à s'en dégoûter, veut la repudier, sous pretexte qu'on ne luy a pas donnée vierge, on puisse le convaincre de calomnie, en montrant aux Prestres ces linges qu'ils auront soigneusement conservez. Cependant on ne peut conclure de là autre chose, sinon que les femmes de ce pays là sont, ou plus étroites que les nôtres, ou bien ont quelques veines qui se rompent la premiere fois qu'elles souffrent un homme, ce que les nostres n'ont pas. On voit des choses se passer en ce pays icy, autrement qu'elles ne se passent en ce pays là.

Il ne faut pour cela ny démentir fes yeux, ny rejetter l'Ecriture Sainte. Jacob pour tromper fon beaupere Laban, mettoit des verges marquetées dans les lieux où les brebis alloient boire, afin que leur imagination remplie de cette varieté de couleurs, l'imprimaft aux petits qu'elles porteroient, & qui devoient eftre fon partage. Cela prouve que les brebis boivent en ce pays là, mais non pas en d'autres Provinces, où elles ne boivent jamais, qu'elles ne foient malades. Ainfi, MESSIEURS, fi vous ne trouvez point d'obftacle au paffage, ou que la défaite ne foit point fanglante, ne foupçonnez rien pour cela, au defavantage de vos femmes. Croyez moy dans cette occafion, comme dans beaucoup d'autres, une erreur agreable vaut mieux qu'une verité facheufe.

. Apres vous avoir expliqué ce que c'eft que le pucelage; il eft à propos de vous entretenir de ce qui engage les filles à fe perdre. Tout le monde fçait que c'eft l'amour, je n'ay pas à vous en parler d'une maniere galante, mais comme un Phyficien qui doit vous dire par quelles neceffitez l'amour naift dans le cœur de l'un & de l'autre fexe.

Il y a deux sortes d'amour, l'une est un
violent desir de plaire à la personne qui
nous plaist, & de gagner son estime & sa
tendresse, sans se proposer presque d'autre
but que le bon-heur d'estre aimé. L'autre
amour est une passion furieuse de s'accoupler, qui n'écoute guere la raison, & qui
cherche à se satisfaire presque sans discernement. La premiere est la matiere des Romans, que je laisse par consequent à expliquer à leurs Autheurs, qui en sçavent
toute la delicatesse. La seconde moins vi-
sionaire & plus commune dans la nature,
sera le sujet. du discours que je vais vous
faire.

Hypocrate toûjours judicieux dans ses
remarques, a reconnu que la nature en tous
ses ouvrages estoit toûjours semblable à
elle mesme : en effet tout est produit par les
mouvemens de la matiere, & la mesme necessité, qui fait que les plantes apres un
certain temps, poussent une semence, dont
elles en engendrent de semblables ; fait
aussi que les animaux ont eux-mesmes
dans un certain âge de la semence, qui doit
absolument sortir, & produire un animal
de mesme nature, pourveu que les conditions s'y rencontrent. Dans l'homme de

qui nous parlons principalement ; l'humi-
dité de l'enfance estant dissipée, la chaleur
a plus de force ; & il se trouve par son
moyen dans le sang plus de particules propres à nourrir les parties,& à reparer la perte
qu'elles font,qu'il n'en faut pour cet usage : de maniere qu'un tres grand nombre
de ces particules, déja prestes de passer dans
toutes les parties, où elles ont esté portées
par les arteres,ne trouvât point ou se placer,
font obligées de retourner par les veines,
avec le sang,qui n'a pas encor les dernieres
dispositions pour nourrir. De façó qu'il revient de la teste des particules propres à réparer la substance de toutes les parties differentes dont elle est composée , qui par
consequent font absolument de mesme nature qu'elle. Ainsi il en revient des particules propres à faire un crane auec ses tegu-
ments, un cerveau avec ses membranes, les
nerfs & les vaisseaux , des yeux avec leurs
humeurs & leur tuniques, de mesme de la
poictrine du ventre & des extrémités. Toutes ces differentes particules mélées avec le
sang, s'en separent par le moyen des testicules , au travers de qui elles se criblent,
comme la serosité dans les reins ; & ainsi ra-
massées ensemble, font une humeur qui est

la partie fenſible & corporelle de la femence.

Comme dans les adultes il ſe fait plus
de cette humeur, dont je viens de parler,
qu'il n'en faut pour rétablir la perte que
font les parties, il s'y fait auſſi plus d'eſprits
qu'il n'en eſt beſoin, pour réparer la diſſi-
pation qui s'en fait tous les jours. De-là
vient que de temps en temps, il s'en détache un de toutes les parties, qui eſt comme
l'écorce de celuy qui anime le corps, & luy
reſſemble en toutes choſes, comme la flam-
me d'une chandelle à celle d'une autre où
elle a eſté allumée. Cet eſprit ſe détachant,
ſe porte avec impetuoſité dans l'humeur
qui eſt comme le corps de la femence, dont
il fait l'eſprit, & dans toutes les parties qui
la contiennent, & par où elle doit ſortir.
Leur alliance eſt facile à faire par l'affinité
qu'ils ont enſemble; car comme l'humeur
eſt un découlement du corps, l'eſprit eſt de
meſme un découlement de l'eſprit; de maniere que les meſmes liens qui attachent
l'eſprit avec les corps, enchaînent auſſi
l'eſprit nouvellement ſeparé avec l'humeur de la femence qu'il anime.

La femence donc eſt compoſée d'une
humeur, qui eſt un amas confus de toutes

les particules propres à former un corps; &
d'un esprit capable de tous les mouvemens
& de toutes les fonctions, que produit celuy dont il est sorti. Elle se rencontre aussi
bien dans la femelle que dans le masle, les
yeux l'y observent, & la raison mesme doit
en estre convaincuë sans le secours des
sens, puis que non seulement dans l'acouplement des deux sexes de mesme espece,
mais encore en celuy de differente espece,
comme dans les mulets, il est impossible
d'expliquer autrement la ressemblance de
l'animal à la mere qui l'a porté.

Quand l'esprit entre dans le corps de la
semence, l'un & l'autre sexe ressent dans
les parties naturelles un certain mouvement meslé de plaisir & de douleur, qui fait
naistre l'envie de s'acoupler, comme la
faim excite le desir de manger: & de mesme qu'en mangeant, on gouste un plaisir
particulier, dont aucune partie n'est capable que la langue & le palais, aussi dans
l'acouplement on trouve une volupté sin-
guliere qui ne peut se sentir, que dans les
parties de la generation. Il y a donc dans
ces organes, outre celuy du toucher, un
sixiéme sens distingué de luy & de tous les
autres, qui engage les animaux à se multi-

plier, comme le gouft les oblige à fe nourrir.

Dans les carefles que fe font les amants, l'efprit s'excite, fe détache, & court impétueufement dans l'humeur de la femence, & dans les parties de la generation , qu'il qu'il gonfle, qu'il agite, & qu'il rend impuiffantes à s'arrefter, ou par la neceffité de fe defemplir, ou par le preffentiment des plaifirs imaginez, ou par le reffouvenir de ceux qu'on a goûtez autre fois. Voila la neceffité qui fait accoupler les deux fexes, & qui faifant fortir une partie de l'efprit, d'où dépend leur vigueur, les rend apres foibles & fatiguez.

Les deux femences du mafle & de la femelle, receuës dans la matrice en mefme temps, fe meflent de maniere que des deux humeurs il ne s'en fait qu'une, & des deux efprits un feul efprit ; c'eft dans ce meflange que la conception confifte, apres quoy les plus fubtiles parties de la feméce, c'eft à dire les efprits, fe retirent au centre, & envoyent par mefme moyen les plus groffieres & furabondantes vers la fuperficie ; celles-cy à caufe de la proportion qu'il y a entre leurs figures s'acrochent enfemble , & font les membranes dont le fœtus eft envelopé. Cependant toutes les particules propres à

former les differentes parties du corps, se
débarassent par l'effort de leurs mouvemens, & s'assemblent, ou se separent suivant la conformité ou la dissemblance
qu'elles ont les unes avec les autres. De
façon que celles qui sont propres à former
la teste, vont s'amasser & se reünir au lieu
où elle doit estre ; celles de la poictrine, du
ventre, & des extremitez, en font de mesme
en mesme temps. Entre celles dont la teste
doit estre formée, les particules propres à
faire des yeux, s'assemblent, ainsi celles du
nés, des oreilles, & des autres parties de la
teste. La mesme chose doit s'entendre des
particules dont sont formées les parties de
la poictrine, du ventre, & des extrémitez.
Or la formation, la structure, l'arangement,
& la connexion de toutes ces parties, de-
pend principalement de l'esprit enfermé
dans la semence, qui sans connoissance,
par la necessité seule de ses mouvemens,
débroüille le cahos où les parties estoient
confonduës, & les dispose de mesme maniere qu'elles estoient dans le corps dont il
est sorti, & dont il a pris la détermination
de ses mouvemens. Toutes les parties
estant ainsi formées, la plus subtile portion
de l'esprit demeure dans le cœur, qui est le

centre de l'animal , & y fait une espece de feu sans lumiere , dont la conseruation nous fait vivre , & la destruction nous fait mourir,

Voila, Messieurs , la maniere dont le fetus se forme , * suivant l'opinion de Democrite, d'Hypocrate, d'Epicure, & de tous les plus illustres Physiciens de l'antiquité. C'est à mon sens la plus vray-semblable, & la moins obscure. quoy que pourtant elle soit encor envelopée de beaucoup de tenebres. Mais il n'y a pas d'aparence que la raison voye jamais plus clair dans une matiere, où tous les sens luy refusent leur secours. Tous les autres Philosophes ont dit si peu de chose, qu'il ne semble pas que j'en doive parler. Assurément que nostre esprit est extrémement borné , & que les plus sçavans sont ceux qui sont persuadez qu'on ne peut rien sçavoir. Cela fait, Messieurs , qu'un Philosophe doit toûjours avoir beaucoup de moderation dans ses sentimens, & ne pas s'opiniâtrer à decider de toutes choses,

Apliquez maintenant vos yeux à regarder toutes les parties qu'on va vous faire voir, & vos oreilles à écouter ce qu'on doit vous dire en démontrant.

* *l. de natura pueri, & lib. de diæta.*

VI.

VI. DISCOURS.

Ous avons remarqué, Mes-
sieurs, en parlant du cœur,
que sa structure est admirable;
qu'il est le premier & le principal organe, d'où dépendent les
mouvements de la machine ; que ses fonctions sont absolument necessaires pour la
vie; & qu'il est difficile de connoître la
maniere dont elles se font. Cependant
nous avons eu la satisfaction de démesler
assez bien ses ressorts, de voir ce qu'il contient dans ses cavités, & de découvrir tous
ses mouvements. Le cerveau est mille fois
plus surprenant dans sa structure, dans le
nombre de ses parties, & dans la noblesse
de ses fonctions ; mais nous aurons le dé-
plaisir de ne pouvoir bien discerner les differentes parties dont il est composé, leur
arangement, la communication qu'elles
ont les unes avec les autres, leurs differents usages, & enfin la substance qu'elles

contiennent, pendant que l'animal est en
vie, & qui se dissipe ou s'échape dans la
mort. Non, MESSIEURS, l'ame qui connoît toutes choses, ne se connoît point elle
mesme. Elle qui veut conter les Estoilles,
mesurer les Cieux, fonder la profondeur de
la mer, découvrir ce qu'elle a de plus caché dans ses abysmes, & trouver ce que la
terre enferme dans ses entrailles ; elle dis-je
ne sçait ce qu'elle est. Plus elle fait d'efforts
pour se connoître, plus elle s'embarasse.
Quand elle considere toutes les choses
dont elle est capable ; que par l'art de la na-
vigation, elle a trouvé un chemin sur la
mer ; que par l'artillerie elle a contrefait la
foudre & le tonnerre ; Que par la peinture
elle a representé tous les corps de l'Univers ; Que par la chymie elle a penetré dans
le sein de la nature, & reconnu les instru-
ments dont elle se sert. En un mot, quand
elle ramasse tous les Arts qu'elle a inven-
tés, & plus que tout cela, ces subtiles &
abstraites démonstrations de la Geometrie
& de l'Algebre : Alors ne se regardant que
du beau coté, enflée de ses avantages, elle
pense qu'elle n'est point souillée de la fan-
ge de la matiere, & qu'elle est divine. Mais
quand apres elle fait reflexion sur l'autre

côté, & qu'elle remarque, qu'un seul grain
d'Opium assoupit toutes ses fonctions, que
cinq ou six verres de vin plus qu'il ne faut,
obscurcissent le plus brillant esprit du
monde; qu'une maladie trouble sa raison,
& la démonte souvent pour tousjours ;
qu'elle paroist naistre, s'augmenter, avoir sa
vigueur, & s'affoiblir avec le corps : Alors
elle doute de sa nature , & d'un costé ba-
lancée par la noblesse de ses fonctions, &
l'amour qu'elle se porte ; de l'autre par les
experiences que je viens de dire , elle ne
sçait que prononcer de son origine ny de
sa fin. La foy veritablement la tire de son
doute, mais la foy captive l'esprit, sans le
satisfaire. C'est plûtost une soumission volontaire qu'une connoissance ; par son
moyen on se voile les yeux de l'esprit, pour
ne pas voir ce qu'ils representent; mais la
curiosité qu'on a de se connoistre par soy-
mesme, n'est pourtant pas éteinte. Je vous
diray ce qu'en ont pensé les Philosophes,
par la seule lumiere de leur raison , apres
vous avoir dit du cerveau , ce qui est necessaire pour l'intelligence de mon discours.

Le cerveau est un corps d'une substance
particuliere, telle qu'il ne s'en trouve point
de semblable dans le reste du corps ; on l'a-

perçoit lors que le crane eſt ouvert, & on
voit qu'il y en a pour ainſi dire deux ; un
plus petit ſur le derriere, qu'on nomme le
cervelet, & l'autre beaucoup plus gros oc-
cupant le reſte de la capacité du crane, eſt
diviſé en deux parties égales, droite &
gauche, & retient le nom de cerveau. Il
eſt envelopé de deux membranes ; La premiere s'apelle la dure mere, beaucoup plus
dure & plus forte que la ſeconde ; elle ſe
redouble au ſommet interne du crane.
Cette doublure décendant, fait la diviſion
du cerveau, dont je viens de parler ; on la
nomme la faux à cauſe de ſa figure ; elle a
quatre cavites conſiderables pleines de
ſa g, qu'on apelle ſinus, dont le ſuperieur, & le quatriéme ſe déchargent dans
les deux lateraux, qui ſe dégorgent dans les
jugulaires. La ſeconde membrane beaucoup plus déliée, & qu'on a peine à ſeparer
de la ſubſtance du cerveau, ſe jette dans
tous les replis qui ſont en tres grand nombre.

Il y a deux ſortes de ſubſtance dans le
cerveau, l'une exterieure, griſaſtre, & plus
molle ; l'autre interieure, plus blanche, &
plus dure. Il y a dans cette partie blanche
des ventricules, qu'on a crû eſtre l'endroit

où se forment les esprits, & qui ne sont
veritablement que des vacuités faites de la
complication du cerveau, où l'on rencontre
assez souvent des excréments pituiteux. La
moëlle de l'épine du dos est une propa-
gation de cette substance, qui a mesme nature qu'elle. Plusieurs nerfs sortent de toutes les deux, qui donnent aux parties où ils
se portent le sentiment & le mouvement.

Quatre arteres entrent dans le cerveau,
par où le sang, le plus volatil & le plus
spiritueux monte. Les deux plus considerables sont les Carotides, qui à l'entrée du
crane serpentent & jettent plusieurs petits
rameaux, qui font un lacis nommé le rets
admirable, qu'on ne rencontre guere manifestement dans l'homme ; en suite se di-
visants en plusieurs branches, font avec
des rameaux de veines, plusieurs lacis soûte-
nus par des glandes, & diminuant toûjours
en grosseur dans leurs divisions, aboutissent
enfin insensiblement à la substance cendrée du cerveau. De cette mesme substance partent des veines capillaires & insensi-
bles, qui se réünissent en de plus grosses, se
portent à la dure mere, & vont aboutir aux
sinus qu'elle forme, qui se déchargent
comme j'ay dit dans les jugulaires.

I iij

Les arteres vertebrales donnent auffi de la mefme maniere des branches au cerveau, mais principalement au cervelet qu'elles arrofent.

Il y a auffi quatre veines , deux qu'on nomme jugulaires internes, qui naiffent de la foufclaviere , & aboutiffent aux finus lateraux ; les deux autres s'apellent vertebrales, proviennent auffi des foufclavieres, & donnent principalement des rameaux au cervelet.

Cela fupofé, Messieurs , je vais vous expliquer comment le mouvement du fang fe fait dans le cerveau , comment les efprits s'en diftilent , & fe feparent du fang groffier, & du phlegme ; & comment enfin ils fe diftribuënt par les nerfs dans tout le corps.

Le fang monte dans le cerveau par les arteres cervicales & vertebrales ; & paffant par tous les lacis que font leurs divers rameaux en plufieurs endroits, l'efprit fe dépure de fon phlegme , qui ne peut paffer par tous ces détroits , & enfin par l'embouchure des arteres il s'infinuë dans la fubftance cendrée du cerveau , & delà dans la blanche, qui eft fous elle, & qui eft le refervoir des efprits, d'où ils s'écoulent dans tous les corps, par le moyen des

nerfs qui naiſſent de cette ſubſtance ; & ſe
diſtribuënt dãs toutes les parties. Quelques
uns penſent que la douce chaleur du ſang
contenu dans les ſinus, ſeit comme de bain
marie , & procure en partie la dépuration
des eſprits. Le phlegme le plus groſſier , ſe
fait chemin dans les ventricules,& delà par
l'entonnoir dans la glande pituitaire d'où
il tombe peu à peu , & eſt enfin jetté dehors. Le plus coulant retourne par les vaiſſeaux lymphatiques , dont je n'ay point
parlé, parce qu'il eſt difficile de vous les démontrer icy ; & enfin le ſang qui n'a pû ny
paſſer en eſprits, ny ſervir à nourrir le cerveau , retourne en partie par les rameaux
des veines vertebrales , & pour la plus
grande partie,par des rameaux de veines, il
ſe dégorge dans le ſinus , & delà dans les
jugulaires. Ces quatre veines enfin vertebrales & jugulaires le reportent dans le
tronc de la veine cave ; d'où avec tout le
ſang des parties ſuperieures il tombe dans
le cœur.

Voila , MESSIEURS , ce que j'avois à
vous dire du cerveau, que l'on pretend eſtre
le lieu où l'ame habite principalement ;
c'eſt à dire où elle exerce les fonctions les
plus nobles. En effet, cette opinion eſt plus

vray-semblable que celle d'Epicure, qui a
pensé que le raisonnement se fait dans le
cœur ; car nous voyons que quand le cerveau est offencé, quoy que le cœur n'ait aucun mal, les fonctions sont blessées ; & les
nerfs qui en sortent & qui sont les organes
du sentiment, nous marquent assez qu'il est
le domicile de l'ame, dont je vais vous entretenir.

Tout le monde, dit Seneque, demeure
d'accord que nous avons une ame qui nous
gouverne, mais personne ne peut dire clairement ce que c'est ; l'un pense que c'est un
esprit, l'autre une harmonie de toutes les
parties du corps, un autre, une vertu Divine
& une particule de la Divinité ; un autre,
un air tres subtil ; un autre, une puissance
immaterielle. Il y en a mesme qui disent
que c'est le sang ou la chaleur , de façon
qu'il y a sur ce sujet un labyrinthe d'opinions. Pour ne s'y pas égarer & vous raporter avec un peu d'ordre les principales,
je divise les Philosophes en deux sectes,
dont les uns ont crû que l'ame est incorporelle, & les autres qu'elle est corporelle.

De ceux qui ont crû l'ame incorporelle, il
y en a qui ont dit que c'estoit une substance, c'est à dire un estre détaché du corps,

& capable de subsister par soy-mesme ; les
autres ont pensé que c'estoit une forme,
une qualité, un accident, ou quelque chose
inseparablement attaché au corps.

Pythagore & Platon, avec leurs Secta-
teurs, ont esté de la premiere opinion , &
ont pensé que l'ame est une nature qui se
meut d'elle mesme, & que toutes les ames
particulieres des animaux sont des por-
tions de l'ame universelle du monde , in-
corporelles , immortelles , en un mot de
mesme nature qu'elle ; comme on conçoit
que mille petits feux sont de mesme nature
qu'un grand d'où ils ont esté pris.

Il faut donc sçavoir que ces Philosophes
ont pensé, que le monde est animé d'une
substance tres pure, immaterielle, invisi-
b'e, immortelle, universellement sçavante,
toûjours en mouvement, & la source de
tous les mouvemens & de toutes les ames,
qui en sont de petites particules. Or ces
ames estant d'une nature divine , si pure &
si noble, elles ne peuvent pas, comme disent ces Philosophes, se joindre immediatement aux corps grossiers que nous
voyons ; mais d'abord elles s'unissent avec
la partie la plus fine, la plus subtile, la plus
déliée, & pour ainsi dire, la fleur de la ma-

tiere ; Ces ames prennent donc pour premier habillement une flâme tres pure, ou un corps tres subtil, de mesme nature que celuy que nous concevons au dessus de l'air. Ensuite elles se revestent encore d'un corps un peu moins subtil , & puis d'un plus grossier, & toûjours ainsi par degrez, jusqu'à ce qu'elles puissent s'unir aux corps sensibles des animaux, où elles décendent, comme dans des cachots tenebreux , ou dans des sepulchres ; Car selon ces Philosophes la vie du corps est la mort de l'ame, parce qu'elle y est comme ensevelie, & n'y exerce les plus nobles fonctions que tres foiblement : au contraire la mort du corps, est la vie de l'ame, parce qu'elle sort de sa prison, se débarasse de la matiere , & se réünit à l'ame du mond: d'où elle est sortie. Ainsi suivant la pensée de ces Philosophes, toutes les ames des animaux sont de mesme nature , & la diversité de leurs fonctions,ne vient que de la difference des corps où ils entrent. Dás cette opinion il est tresfacile d'expliquer ce qu'il y a de plus surprenant dans les songes, dans les pressentiments ou les avertissements secrets des malheurs qui nous menacent;dans les Propheties, dans la cónoissance que quelques-

uns ont, à ce qu'on dit, de ce qui se passe
en des lieux éloignez ; Dans tout ce qu'on
voit faire & dire à ceux que l'on croit pos-
sedés, dans les Histoires des Lutins, des
esprits, des genies, & autres choses semblables ; car par la communication que l'ame
particuliere a toûjours avec l'ame du monde, par l'effort qu'elle peut faire durant
quelle est dans le corps, pour s'élever au
dessus de la matiere qui l'embarasse, par
l'attachement qu'elle peut avoir avec ces
corps subtils, par le moyen desquels elle
s'unit aux grossiers, & avec qui elle peut
demeurer jointe, en quittant son cadavre:
Il est tres aisé d'expliquer jusques aux contes dont les Nourrices endorment les enfans. Aussi tous ceux qui sont entestez des
sciences secretes ou magiques, suivent re-
ligieusement cette opinion, & n'apellent
Philosophes que ceux qui la croient, de
mesme, que les Chymistes n'honorent de
ce nom que ceux qui travaillent au grand
œuvre.

Aristote s'est fort éloigné du sentiment
de Platon ; car celui cy vouloit, comme
vous venez d'entendre, que l'ame fust une
substance toûjours en mouvement. Et l'autre pretend qu'elle doit estre immobile,

parce qu'autrement il faudroit retourner à l'infini ; s'apuyant sur ce principe que tout ce qui a du mouvement, doit l'avoir receu d'un autre. Platon a pensé que l'ame est dans le corps, comme un Pilote dans le vaisseau qu'il gouverne ; & Aristote a crû qu'elle est inseparablement attachée au corps, comme la figure ; car si cela n'étoit, elle pourroit, dit-il, entrer & sortir comme elle voudroit, de façon qu'on verroit les animaux mourir , & ressusciter plusieurs fois. Mais pour mieux comprendre la pensée de ce Philosophe, il faut sçavoir qu'il a admis un entendement universel, commun à tous les hommes, qui fait à l'égard de l'entendement particulier de chacun, ce que la lumiere fait à l'égard des yeux. Ainsi comme la lumiere rend les objets visibles, l'entendement universel rend les objets intelligibles. Cet entendement selon ce Philosophe est immateriel & incorruptible ; & l'entendement particulier à chacun, est une forme inseparablemét attachée à la matiere qui se corrópt comme les autres. Il a donné deux définitions de l'ame , l'une metaphysique & tres obscure , l'autre plus claire, mais qui ne dit rien que ce que tout le monde içait. L'ame, dit-il, est ce qui nous

fait

fait vivre, fentir, mouvoir & concevoir,
chacun en demeure d'accord ; mais on demande quel eft cet eftre, qui eft la fource
& le principe de ces nobles fonctions. C'eft
une difficulté qu'il ne refout pas. Ce n'eft
point affeurément dans Ariftote qu'il faut
chercher l'éclairciffement des doutes qu'on
a fur la nature de l'ame.

Les autres Philofophes qui ont crû que
l'ame eft incorporelle, font ceux qui ont dit
qu'elle n'eftoit autre chofe que l'harmonie
de toutes les parties du corps ; c'eft à dire,
ce qui refulte d'un mélange exact des Elemens & de leurs qualitez, & de la difpofition des parties, des humeurs, & des efprits.
Ainfi dans ce fentiment, comme la fanté
n'eft point une partie de celuy qui fe porte
bien, quoy qu'elle foit en luy ; De mefme quoy que l'ame foit dans l'animal, ce
n'eft point une de fes parties, mais un mutuel accord de toutes celles dont il eft
compofé. Dicæarque & Afclepiade font
de cette opinion ; Galien mefme femble la fuivre, quoy qu'il ne fe foit pas
bien déterminé. Remarquez s'il vous
plaift qu'Ariftote & ces derniers Autheurs ont crû l'ame incorporelle au fens
que je vous dis. C'eft à dire qu'elle n'eft

K

point un corps , mais seulement quelque chose inseparablement attaché au corps. Dans l'usage des Escoles de Philosophie on parleroit autrement, & l'on diroit que suivant l'opinion de ces Philosophes, l'ame est corporelle ; Car on apelle dans l'Escole, corporel, non seulement ce qui est corps, mais tout ce qui est forme ou accident qui ne peut estre separé de la matiere,

Des Philosophes qui ont pensé que l'ame est un corps, les uns ont dit que c'est un corps simple, les autres un composé. Entre les premiers il n'y en a point qui ayent dit qu'elle fust de terre, tres peu se sont persuadez qu'elle fust d'eau. Beaucoup ont pensé qu'elle est faite d'air , & ont tiré delà la ne.essité de la respiration. Diogene a esté dans cette opinion avec quelques Stoïciens, qui l'ont definië un air qui passe de la bouche par les poulmons dans le cœur, où il s'échaufe, & apres se distribuë dans tout le corps. Leucipe & Democrite ont crû qu'elle est de feu ; & que comme le feu elle est composée d'atomes qui peuvent penetrer aisément toutes les parties & mouvoir le corps. Hypocrate semble l'avoir composée d'eau & de feu, & Empedocles des quatre Elements. Epicure qui n'a pû beau-

coup s'écarter des sentimens de Democrite, a pourtant crû que l'ame est composée
de feu, d'air, de vapeur, & d'une autre substance qui n'a point de nom , & qui est le
principe du sentiment. De ces quatre sub-
stances differentes, il se fait un esprit tres
subtil qui se répand par tout le corps , &
c'est ce qu'il faut appeller ame, dans le sentiment de ce Philosophe, Enfin les autres
sans tant se tourmenter, ont dit que c'est la
plus subtile partie du sang qui s'en separe
dans le cerveau, & se distribuë par les nerfs;
de maniere que la source de l'ame est le
cœur où elle s'engendre ; & le lieu où elle
fait ses plus nobles fonctions, est le cerveau , parce qu'elle y est plus pure & plus
débarassée des partieres grossieres du sang.

Ie devrois avoir mis Descartes au nombre de ceux qui ont cru que l'ame est une
subftance incorporelle ; mais comme il a
proposé son opinion d'une maniere particuliere, je l'ay reservé pour la fin. Il a pensé,
ou pour le moins il a dit tout le contraire
des autres Philosophes. Tous, excepté luy,
ont crû que le corps est beaucoup plus facile à connoistre que l'ame, & la plufpart
ont avoüé qu'ils ne pouvoient déterminer
ce que c'est que l'ame ; luy au contraire as-

fure qu'elle fe connoift plus aifément que
le corps. Cependant il propofe des moyens
qui ne font pas fort aifez à prendre; il veut
qu'on doute de l'exiftence de tous les corps,
fans qu'un chacun épargne le fien mefme;
& comme fi le doute univerfel eftoit trop
peu de chofe , il veut qu'on fe perfuade
qu'il n'y a point de corps, apres quoy chacun doit raifonner de cette maniere. Il n'y
a point de corps, je fuis pourtant, donc je
ne fuis pas un corps ; qui fuis-je donc ? le
voila trouvé ; Je fuis une fubftance qui penfe. En verité, je ne puis me perfuader qu'un
efprit auffi beau que Defcartes ait icy parlé
ferieufement. Cependant les gens du bel
efprit admirent cette fubtilité: & Meffieurs
nos Antagoniftes s'en fervent auffi fans
l'avoir, comme je croy beaucoup examiné ; mais parce qu'elle eft à la mode, &
qu'elle a la grace de la nouveauté. Ceux
qui voudront la voir exactement refutée,
pourront lire ce que j'en ay écrit en Latin,
dans un petit Livre que j'ay fait des principes de Phyfique. Je veux pourtant dire en
paffant, & en peu de mots, pourquoy elle
me paroift la plus étrange de toutes celles
qu'on ait imaginées.

Premierement, le doute qu'on propofe

eſt impoſſible, on peut bien détourner ſon
eſprit de penſer qu'il y a des corps, mais
non pas douter qu'il y en ait quand on y
penſe.

Secondement, avant que de pouvoir dire
je ne croy point du tout qu'il y ait de
corps ; il faut que cet eſtre qui dit cela ſoit
aſſeuré qu'il n'en eſt pas un, car il ne peut
pas douter de ſoy-meſme, comme Deſcartes l'avoüe ; or s'il en eſt aſſeuré ſon doute
eſt inutile.

En troiſiéme lieu, quelle nouvelle dé-
couverte touchant la nature de l'ame nous
fait-il faire par ce chemin, il nous aprend
que l'ame eſt une ſubſtance qui penſe, en
qui l'a jamais ignoré ? S'agit-il de cela ?
quelque opinion qu'on ait de la nature de
l'ame, avoüe-t-on pas toûjours qu'elle eſt
une ſubſtance, ou du moins une choſe qui
penſe ? Mais c'eſt la difficulté de déterminer ce que c'eſt que cette ſubſtance qui
penſe, dont il donne encor moins d'idée
que tous les autres.

En quatriéme lieu il ſuit de ſon opinion,
que les animaux n'ont point de connoiſſance, ce qui choque le bon ſens, & il faut
en avoir moins qu'eux pour le croire. Je
ſçay auſſi certainement qu'un Perroquet

a de la connoiſſance, comme je ſçay qu'un Eſtranger en a, & les meſmes marques qui ſont pour l'un, ſont pour l'autre.

En cinquiéme lieu, il ne peut répondre aux Arguments d'Epicure, comme on pourra le voir ſi on l'examine.

Enfin, il ne ſçauroit luy meſme accorder ce qu'il dit. Le corps & l'ame ſont deux natures entierement oppoſées ; ſelon luy le corps n'eſt capable que de mouvement, l'ame que de connoiſſance ; donc il eſt impoſſible que l'ame agiſſe ſur le corps, ny le corps ſur l'ame. Que le corps ſe meuve, l'ame qui n'eſt point ſujette aux Loix du mouvement, n'en reſſentira aucune atteinte. Que l'ame penſe, le corps n'en reſſentira rien, puis qu'il n'obeït qu'au mouvement. Cependant il eſt tres certain que l'ame reſſent les domages du corps ; que le corps obeït aux volontez de l'ame ; & ainſi l'opinion de Deſcartes n'eſt qu'une chimere qu'il a faite à deſſein de voir, comme on la recevroit dans le monde, ou pour d'autres raiſons qu'on peut bien deviner.

La plus vray-ſemblable opinion qu'on puiſſe avoir de l'ame des animaux, qui dans tous eſt de meſme nature, & n'a des fonctions differentes que par la diverſité

feule des organes & des humeurs , eft celle
que je vais vous dire. Il eft certain qu'il y
a dans le monde un efprit tres fubtil , ou
une matiere tres déliée & toujours en mouvement, dont la plus grande partie,& pour
ainfi dire la fource eft dans le Soleil , & le
refte eft répandu dans tous les autres corps,
plus ou moins , felon leur nature & leur
confiftence. C'eft affeurément l'ame du
monde, qui le gouverne & qui le vivifie,
dont toutes les parties ont quelque portion.
C'eft le feu le plus pur de l'Univers, qui
de foy ne brûle pas , mais par les differents mouvements qu'il donne aux particules des autres corps où il eft infinué , il
brûle & fait reffentir la chaleur. Le feu vi-
fible a beaucoup de cet efprit , l'air auffi,
l'eau beaucoup moins , la terre tres peu.
Entre les mixtes, les mineraux en ont le
moins , les plantes plus , & les animaux
beaucoup davantage. C'eft ce qui fait leurs
ames , qui enfermée dans leurs corps devient capable de fentiment. Voyons maintenant comme elle y vient , & comment
elle fe multiplie. Cet efprit eft dans la femence, & quand l'animal en eft formé , de
la maniere que je vous dis hier , il s'aug-
mente comme le corps, par le moyen de la

nourriture ; car puis qu'il s'en trouve dans
toutes choses, il y en a dans les alimens
que l'animal prend, & qui s'en fepare par le
moyen des digeftions qui fe font dans le
corps. L'ame donc de l'animal eft ce que
nous apellons les efprits animaux, qui fe
diftribuënt dans toutes les parties du corps:
Or comme les os n'ont pas de fentiment,
quoy qu'ils ayent un peu de cet efprit animal, de mefme les mineraux, les plantes,
& les Elements, quoy qu'ils ayent une portion de cet efprir, que je nomme l'ame du
monde, ils n'ont pas de fentiment pour cela, & ne font pas par confequent des animaux ; parce qu'outre cet efprit, il faut un
mélange d'humeurs, & une ftru¢ture particuliere d'organes pour faire un animal.

Dans l'homme, outre cette ame qui fe
diffipe dans la mort, comme celle des beftes, la foy nous enfeigne qu'il y en a une
immaterielle & immortelle, qui fort immediatement des mains de la Divinité, & qui
eft unie au corps par le moyen de l'efprit
dont j'ay parlé. C'eft elle qui eft le principe de nos raifonnemens, & qui porte en
foy-mefme cette inclination naturelle à
tous les hommes, de reconnoiftre une Divinité, mais comme elle n'eft connuë cer-

tainement que par la foy ; c'eſt aux Theologiens à nous dire de ſa nature ce que nous
en devons croire ; & ainſi je retourne a l'a-
me ſenſitive, dont les principales fonctions
ſont le ſentiment & le mouvement.

Comme je ne pourrois pas vous expliquer tous les ſens, ſans vous ennuyer par
la longueur de mon diſcours , je vous diray ſeulement quelque choſe de la veuë ; &
parce que c'eſt le plus difficile de tous , &
parce qu'on vous démontrera aujourd'huy
l'œil, qui en eſt l'organe.

Il y a pluſieurs parties dans la compoſition de l'œil, dont je ne vous parleray pas.
Supoſez ſeulement que le nerf optique jettant un tres grand nôbre de filaments, fait
une membrane qui tapiſſe interieurement
le fond de l'œil,& qu'on nomme la retine.
Supoſez encor que dans l'œil il y a trois
humeurs de differente conſiſtence , en telle
maniere que celle qu'on nomme aqueuſe
eſt plus fluide, la vitrée moins,& l'humeur
chryſtalline beaucoup plus ſolide. Ces humeurs ſervent aux refractions des rayons
viſuels,qui par ce moyen ſe ramaſſent dans
la retine, où la viſion ſe fait. Il faudroit icy
étaller beaucoup de Dioptrique,que tout le
monde n'entend pas , pour vous faire con-

cevoir mieux la chofe ; mais pour finir plûtoft & ennuyer moins, je ne vous diray que
ce que tout le monde peut concevoir.

Quand la lumiere vient directement du
corps lumineux, au travers des humeurs,
fraper la retine, il fe fait un ébranlement
dans fes filets, & un retour d'efprits dans la
fubftance blanche du cerveau , en quoy
proprement confifte le fentiment de la lu‑
miere. Quand la lumiere fortant du corps
lumineux va fraper contre un corps capa‑
ble de larefléchir , & que par cette réfle‑
xion elle revient dans l'œil ébranler la re‑
tine, elle fait le fentiment de couleur. La
vifion donc n'eft qu'un ébranlement de la
retine caufé par la lumiere, foit directe, foit
refléchie, dont l'impreffion fe communique
au cerveau , & y demeurant fait qu'on fe
reffouvient des chofes qu'on a veûcs , lors
que l'efprit rentre dans ce veftige , & s'en
reveft du caractere. De façon que voir n'eft
pas faire quelque chofe, mais feulement re‑
cevoir l'impreffion des objets qui nous fra‑
pent ; il en faut juger de mefme de tous les
autres fens. Oüir, n'eft rien autre chofe que
recevoir dans les nerfs qui vont à l'oreille,
l'impreffion de l'air agité. Flairer eft, fouffrir
l'impreffion fur les nerfs de l'odorat, que les

corps odoriferens font par le moyen des fu=
mées qui en exhalét. Je voudrois bien vous
expliquer les chofes plus au lóg. Cependant
je me trouve contraint de finir non feulement ce difcours qui a desja trop duré, mais
auſſi toute noftre Anatomie, parce que le
fujet eft corrompu, & qu'on ne peut pas
vous démontrer les mufcles, comme nous
efperions. Cela fait que je ne puis m'aquiter de la promeſſe que je vous avois faite
de vous expliquer le mouvement volontaire, dont ils font les principaux organes.
Je voudrois bien que le fujet m'euft permis
de vous faire plus de difcours, pour m'étendre davantage : j'ay fait ce que j'ay pû dans
les circonftances où je me fuis trouvé. Toute la reconnoiſſance que je vous demande,
eft que vous jugiez équitablement. Je ne
vous ay point parlé comme un homme qui
fe croit du confeil de la nature, mais comme une perfonne qui vous donne fes con-
jeĉtures, fans vouloir vous obliger à les
croire.

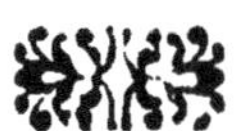

REFLEXIONS DE Mr LAMY,
sur les objections qu'on
luy a faites.

UOY que mes Discours Ana-
tomiques donnez au Public,
de la maniere que je viens de
faire, soient seuls suffisans pour
détruire les calomnies qu'on a
publiées contre moy à leur occasion , &
les mauvaises railleries qu'on en a faites.
J'ay pourtant trouvé à propos de faire quelques reflexions en forme de réponse , sur le
Discours qu'un Docteur a fait au Jardin
Royal pour les combatre, & pour soutenir
les siens. Je souhaiterois avoir pû commo-
dément l'écouter, sur tout aux endroits où
j'avois interest : Mais plusieurs canailles du
Fauxbourg, attirez par une vaine curiosité
de voir disséquer un corps, empeschoient
les honnestes gens d'avoir place. Cependant avec beaucoup d'incommodité que
quel-

quelques amis dont j'eſtois accompagné
partagerent. J'entendis ſon avant-propos,
qui malgré les choſes choquantes qui s'a-
dreſſoient à moy, m'inſpira beaucoup plus
de pitié que de colere. Car en verité je ne
pûs ſans un ſentiment de compaſſion, voir
un homme autre fois de mes amis s'expoſer ſi étrangement, & ſe perdre avec im-
prudence, en tâchant inutilement de ſe
vanger. Ma ſurpriſe fut extréme, en me
ſentant obligé pour me juſtifier, de faire
connoiſtre à tout le monde, ou qu'il m'im-
putoit malicieuſement des erreurs & des
impietez, ou qu'il n'avoit pas compris le
ſens de mes Diſcours. Ce n'eſt encor qu'à
regret que je le fais, & c'eſt la neceſſité d'u-
ne juſte défenſe qui m'y engage.

Je ſuis extrémement Religieux dans mes
paroles, & tres ſincere en tout ce que je
fais. J'eſtime la ſcience & la vertu, meſme
dans mes Ennemis; & je ne voudrois pas
pour quelque outrage qu'ils m'euſſent fait,
leur impoſer des erreurs, ny des crimes. On
peut donc eſtre aſſeuré que je ne raporte-
ray rien icy de Monſieur nôtre Adverſaire,
que ce que j'ay entendu moy-meſme avec
mes amis, que j'avois menez à deſſein, ou
ce que j'ay lû dans ſes écrits, qu'il a con-

L

fiez à un amy commun, par qui je les ay fait demander, pour m'asseurer de ses pensées. J'ay esté obligé d'en user de la sorte, parce que je sortis apres son avant-propos, ne pouvant souffrir plus long temps l'incommodité de la presse, & croyant qu'il n'avoit plus rien à dire contre moy : mais dans la conclusion il recommença presque les mesmes choses, que les personnes qui m'en parlerent ne pûrent bien me redire, soit que n'y ayant point d'interest, ils n'écoutassent pas avec beaucoup de soin, ou que leur attention fust fatiguée par l'insuportable longueur d'un discours de trois heures, & troublée par le bruit d'une canaille insolente qui frapoit des pieds, & jettoit des pierres pour le faire finir.

Reflexion premiere.

CE Monsieur, se ressouvenant peut-estre que je l'avois traité assez honnestement dans mes discours, malgré tous les bruits desavantageux qu'il avoit semez de moy par la ville ; & ne pouvant sans s'attirer la haine des gens d'honneur me dire des injures manifestement ; il attaqua Epicure, & le traita comme un scelerat, croyant que

tout ce qu'il diroit contre luy retomberoit
ſur moy. Il pouvoit aſſeurément blâmer
ſa doctrine touchant la Divinité & la Religion; mais il faut eſtre bien peu informé de
ſa vie pour trouver à redire à ſes mœurs.
C'eſtoit un Philoſophe ſobre, continent,
ſans ambition, ſans avarice, agreable & fidele à ſes amis, doux & facile à ſes ennemis, qui cherchoit un repos d'eſprit dans
ſon étude, & dans ſes jardins d'innocens
plaiſirs, qu'on ne peut trouver aſſeurément
dans l'embaras du monde. Je le loüe apres
Seneque, qui dans une ſecte entierement
opoſée à la ſienne, a pourtant eu beaucoup
d'eſtime pour luy, & a toûjours enrichi pluſieurs de ſes Lettres de quelques-unes de
ſes penſées. Mais que nous importe à l'un
& à l'autre? ce n'eſt pas dont il s'agit; il
devoit en verité negliger les mœurs d'Epicure, & étudier ſa doctrine, puis qu'il vouloit en parler en public. Il n'auroit pas dit
que cet impertinent Philoſophe, c'eſt comme il le nomme, n'avoit point voulu donner à Dieu le ſoin de l'évenement des choſes, & avoit crù qu'il luy accordoit aſſez,
s'il confeſſoit qu'il avoit donné les mouvements à la matiere. Où ce Monſieur a-t-il
pris cela? avoit-t il envie de s'expoſer au

mepris de tous les Sçavans ? où eſtoient ſes yeux quand il falloit lire la doctrine d'Epicure avant que de la raporter ? Où étoient ſes oreilles quand je l'ay ſi clairement expliquée en ſa preſence ? & s'il a eu des yeux pour la lire, & des oreilles pour l'écouter ? où étoit ſon eſprit pour la comprendre ?

Il a traité Epicure comme un ennemy de Dieu, qui de deſſein prémedité vouloit luy faire injure, aneantir la pluſpart de ſes perfections, & ne luy laiſſer que celles qu'il ne pouvoit luy oſter. Cependant il eſt certain qu'il n'eſtoit point dans ces ſentimens, & qu'il eſt impoſſible qu'un homme y ſoit, ſans eſtre entierement privé de raiſon. Veritablement Epicure eſtant né dans une Religion qui aprouvoit la corruption des mœurs, & qui adoroit des Dieux ſujets à toutes les foibleſſes des hommes, negligea le culte qu'on leur rendoit, & ſe fit des idées de leur nature, tout a fait differentes de celles qu'on luy avoit données. Il les conſidera comme des Eſtres bien heureux, & pour cela, il éloigna d'eux ce qui d'ordinaire nous rend miſerables : Il les crût independants de nous dans leur bon-heur, & incapables d'eſtre touchez par nos vertus,

ny par nos crimes. Il les conçut non seulement exempts du soin de l'évenement des
choses, comme a dit Monsieur nôtre Adversaire, mais encor de la fatigue qu'il ima-
ginoit à les produire. Ce Philosophe a
donc eu une tres haute estime de la Divinité, mais il s'est trompé dans ses attributs,
comme tous les autres qui n'ont eu pour
guide que la raison. Quand il luy en a osté
quelques-uns, ce n'estoit point à dessein de
l'outrager. C'estoit au contraire de crainte
de concevoir en elle quelque chose qui fist
obstacle à son bon-heur. C'est par ce principe qu'il a pensé, que Dieu n'a point fait
le monde, qu'il ne le conserve point, qu'il
n'a point le soin de l'évenement des choses, qu'il n'est point touché de nos vœux,
ny de nos sacrileges ; parce qu'il a crû que
cela ne pouvoit estre sans des peines & des
inquietudes qui troubleroient sa felicité.
L'idée de ce Philosophe touchant la Divinité estoit tres belle ; mais il en a tiré de
fausses consequences, par une erreur où l'on
voit tomber les plus habiles gens faute de
reflexion, & par un excez d'estime & d'a-
mour propre, qui est toûjours dans le
cœur de ceux mesme qui travaillent le plus
à le détruire. Nous nous croyons tous quel-

que chofe de grand ; & cela fait que nous
jugeons de Dieu par raport à nous mefmes, & fouvent nous luy donnons & luy
oftons des chofes, fuivant qu'elles nous
font plaifantes ou fâcheufes. C'eft un defaut où nous tombons prefque fans y penfer, & c'eft ce qui a fait les égaremens d'E-
picure. Il aimoit le repos, il en faifoit fon
plaifir & fon bon-heur ; le foin des affaires
troubloit fa tranquilité. Confiderant donc
la Divinité comme un Eftre bien-heureux,
pour la mettre en repos, il l'a exemptée de
tout ce qu'il croyoit donner de la peine &
de l'inquietude, mefurant par égard à foy-
mefme cette peine & cette inquietude qu'il
craignoit d'attribuër à Dieu. S'il euft raifonné plus jufte, & qu'il n'euft pas fuivi
cette fauffe regle, il euft reconnu que le
fouverain Eftre ayant une puiffance infinie,
pouvoit produire & conferver le monde
fans fe fatiguer ; qu'ayant un entendement
qui n'a point de bornes, il pouvoit connoiftre & difpofer toutes chofes fans embaras & fans inquietude; qu'eftant incapable de douleur, il pouvoit punir fans colere, & donner du fecours fans compaffion;
c'eft à dire fans reffentir ces mouvemens
qui nous alterent, lors que nous voulons

punir ou fecourir. Quand on ne trouveroit pas dans les bons * Autheurs, qu'Epicure a eu les fentimens que je viens de dire de la Divinité ; & ne luy a ofté la plufpart des attributs que noftre Religion re-
connoît , que comme des chofes qu'il
croyoit incompatibles avec fa nature effen-
tiellement bien-heureufe & indépendante
dans fa felicité ; il faudroit pourtant le
conjecturer. Car quelle aparence de penfer qu'un Philofophe fi moderé dans tous
fes autres fentimens & fi honnefte dans fes
mœurs, euft voulu à deffein détruire les attributs de Dieu, puis qu'il faut avoir une
folie meflée de fureur & de rage , pour entreprendre de l'outrager en luy mefme , &
de luy ravir les perfections qu'il poffede.
Mais s'il y a dequoy s'étonner que ce
Monfieur ait des penfées fi injurieufes pour
un Philofophe, plus mal-heureux que criminel , on doit eftre extrémement furpris
qu'il ait des opinions fi fauffes en matiere
de fait, qu'vn jeune Efcolier de Phyfique
auroit honte d'avoir.

En verité je ne fçay comment il a pû dire,
qu'Epicure a confeffé que Dieu avoit donné les mouvemens à la matiere , puis que

* *Cicero. lib. 1. de natura Deorum.*

tout le monde sçait que dans la doctrine de
ce Philosophe, les atômes, où les differentes
particules de la matiere, sont éternelles avec
leurs mouvemens, qui en sont absolument
inseparables , & qui par consequent ne
viennent point de Dieu.

Il dira peut-estre qu'il vouloit parler de
moy sous le nom d'Epicure, & que j'ay dit
dans mes discours que Dieu a donné les
mouvemens à la matiere. Il est vray, mais
je ne luy ay pas pour cela osté le soin de l'é-
venement des choses, & il montre qu'il n'a
pas compris mes sentimens , qui loin de
détruire la Providence, l'établissent de telle
maniere, qu'on ne peut former au contraire une bonne difficulté ; ou s'il les a compris, il est malicieux de m'en atribuër d'autres absolument contraires aux miens.

Seconde Reflexion.

QUand Monsieur nostre Adversaire eut
dit ce qu'il avoit voulu dire contre
Epicure , il s'adressa à ceux qui suivent sa
doctrine ; c'est à dire à moy qu'il fit assez
reconnoistre à tous ceux qui avoient écou-
té mes discours quand je les fis, ou qui en
avoient entendu parler.Il dit donc que ceux

de l'opinion d'Epicure eftoient ennemis de
Dieu, & avoient une doctrine abominable,
qui ne merite pas d'eftre refutée ; voila un
de fes plus forts argumens, ou plûtoft une
de fes plus infuportables calomnies, qu'il
repeta mille fois. De maniere que fon deffein eftoit de faire entendre à tout le monde, que mes opinions eftoient contraires à
la Religion, & de me rendre par ce moyen
odieux aux honneftes gens, Je pretens
qu'il eft obligé de le prouver, ou de me
faire reparation d'honneur. On en fait affurément pour de moindres outrages.

Troifiéme Reflexion.

IL m'accufa de m'eftre fâché, quand il
loüoit Dieu de l'artifice & de l'induftrie
de fes ouvrages. Le faint homme ! aujour-
d'huy je l'exhorte à le loüer comme il le
veut eftre ; je n'iray jamais l'interrompre :
mais quand je verray que dans une Efcole
de Chirurgie, il negligera les chofes qu'il
doit enfeig er, pour dire des fadaifes à la
loüange de Dieu, je le troubleray fi je puis.
Dans fon Anatomie il loüe Dieu d'une auffi
belle maniere que celuy qui diroit à la
loüange d'un habile Grammairien, qu'il

fçait bien decliner fon nom par les regles, ou d'un fçavant Medecin qu'il connoît bien la Rubarbe & le Sené. Il fait encore pis ; car par fa maniere de loüer Dieu , il donne occafion aux foibles efprits de douter de fa fageffe ou de fa puiffance. Admirons, dit-il , l'Autheur de la nature , qui n'a point mis de cheveux fur le front , de crainte que tombant devant les yeux , ils n'empefchaffent de voir. Admirons l'Autheur de la nature qui nous a donné des fourcils , de crainte que quand on fuë la fueur ne tombe dans les yeux. Loüons l'Autheur de la nature de ce qu'il nous a donné deux yeux , afin que quand il y en a un de perdu , nous puiffions encor voir avec l'autre. En bonne foy ce n'eft pas là un fort beau Panégyrique. Car fi le deffein de Dieu , en formant le corps de l'homme avec deux yeux , avoit efté d'empefcher qu'il n'y euft trop d'aveugles ; fans doute il en auroit donné fix ou huit , afin qu'il y en euft moins ; ou bien il faut tirer une confequence impie , & dire, ou qu'il n'y a pas bien penfé , ou qu'il n'a pû le faire. Et fi Dieu a pris tant de foin de nous exempter d'une legere incommodité , comme celle de couper les che-

veux qui feroient fur le front, ou de fermer
les yeux quand la fueur tombe du vifage.
D'où vient qu'il nous a laiſſé expoſez à
tant de maux, dont il pouvoit facilement
nous'preſerver.

Je retombe encor icy dans le crime ou
l'erreur imaginaire qu'il m'impoſa, pour
avoir dit qu'il y a beaucoup de defauts dans
l'homme, & qu'il luy manque pluſieurs
avantages qu'il pourroit avoir. Je le redis,
& je pretens que l'homme feroit plus accomply, s'il pouvoit voler comme les oi-
ſeaux, nager comme les poiſſons, courir
comme les cerfs, attaquer & ſe défendre
par la ſeule force de ſon corps, comme les
Lions & les Taureaux; mais il ne s'enſuit
pas que je ſois criminel, ny que j'accuſe
pour cela l'Autheur de la natuʀe, ou d'a-
veuglemét ou d'impuiſſance. Ce Monſieur
en verité ne raiſonne pas juſte. D'un fait
conſtant que j'avance, il tire dans ſes principes desconſequences qu'il m'attribuë, &
me fait l'Autheur du crime dont il eſt coupable. Les geñs d'eſprit comprennent ai-
ſément cecy, & je les prie de m'excuſer ſi
je m'y étends davantage en faveur de Monſieur noſtre Adverſaire. Qu'il étudie donc
avec attention ce que je dis, l'homme a

des defauts , il feroit mieux pour luy, par exemple, d'avoir des aifles. Voila le fait que perfonne ne peut contefter fans une étrange opiniâtreté ; voyons les confequences qu'on peut en tirer. Selon fes principes , l'Autheur de la nature s'eft propofé pour fin les avantages de l'homme, dans la maniere dont il l'a fait ; de forte qu'il luy a donné tout ce dont il a befoin, pour eftre le plus parfait & le maiftre des autres animaux. Puis donc qu'il luy manque manifeftement des avantages confiderables, tel qu'eft par exemple celuy de voler ; c'eft que l'Autheur de la nature, ou ne s'en eft pas avisé, ou n'a pû les luy procurer ; c'eft à dire, quoy qu'il foit bien intentionné, qu'il eftoit aveugle, ou impuiffant, ce qu'on ne peut avancer fans folie & fans impieté. Dans mes principes , Dieu s'eft propofé foy-mefme pour la fin de tous fes ouvrages, il a mis fon plaifir dans leur varieté, & les a faits comme il a voulu. Que s'enfuit-il de ce qu'il y a des defauts dans l'homme, autre chofe, finon que Dieu n'a pas voulu le faire plus accomply, quoy qu'il fçache bien qu'il le pouvoit eftre , & quoy qu'il euft bien pû le faire. Que nous fommes obligez de luy rendre graces pour les

avantages

avantages que nous avons, fans ofer mur-
murer pour ceux qui nous manquent, puis
qu'il ne nous accorde rien que par faveur,
& que fans injuftice il peut tout nous re-
fufer.

Quatriéme Reflexion.

MOnfieur nôtre Adverfaire revenant
un peu de l'affoupiffement où il
eftoit l'année precedente, & réveillé fans
doute par mes avertiffemens, avoüa que la
maniere de raifonner de Galien alloit un
peu trop loin, & qu'il s'eftoit trompé en
bien des rencontres; Cependant qu'on ne
laiffe pas de loüer le Panegyrifte d'un
Saint, quoy qu'il aille au delà de la verité,
& qu'ainfi Galien ne meritoit pas moins,
quoy qu'il fe fuft abufé en voulant faire les
Éloges de Dieu. Voila une belle & riche
comparaifon. Premierement, perfonne de
bon fens ne loüeroit le Panegyrifte d'un
Saint, s'il en difoit des chofes manifeftement fauffes, & ridicules, qui ne font rien
à fa Sainteté. Si en faifant l'Eloge de Saint
François, on difoit qu'il fçavoit bien ranger une armée en bataille, affieger une
Ville, défendre une Fortereffe, chanter, dan-
fer, joüer du luth, parler agreablement

dans les rüelles ; ce seroit un discours impertinent plus capable d'abaisser son merite que de le relever. De mesme quoy que
Galien ait eu bon dessein, il s'est trompé
dans l'execution, & il n'est pas necessaire
de l'imiter. Il faut prendre ce qu'il a de
bon, sans se charger de ses défauts, & je ne
pense pas qu'on soit obligé de suivre des
principes, qui loin de faire éclater la grandeur de Dieu, jettent dans des consequences qui luy sont contraires, comme j'ay fait
voir. Secondement, quel raport y a-t-il
entre les membres de la comparaison que
fait Monsieur nôtre Adversaire. Devoit-il
pas sçavoir qu'en loüant un homme, quelque Saint qu'il soit, on peut toûjours aller
au delà de ses perfections ; & qu'en faisant les Eloges de la Divinité, on demeure
toûjours infiniment au deçà de ce qu'elle
merite.

Apres avoir montré la fausseté de la
premiere proposition, sa mauvaise liaison
avec la seconde, voyons s'il n'y a rien à
redire à cette seconde, & si Galien &
Monsieur notre Adversaire pour s'abu-
ser, meritent beaucoup dans l'emporte-
ment qu'ils pretendent avoir à loüer Dieu.
Certainement je serois le premier à leur

donner de l'encens, pour la bonté de leur
intention, fi j'eſtois perſuadé qu'elle fuſt
pure & deſintereſſée. Mais je ſçav que l'a-
mour propre nous aveugle toûjours, & ſe
meſle par tout. Quand l'homme s'efforce
de prouver que Dieu a pris ſoin de luy procurer toutes ſortes d'avantages, c'eſt pour
avoir un titre du glorieux Empire qu'il pretend ſur tout le reſte de l'Univers. Que
Monſieur noſtre Adverſaire y faſſe reflexion, il avoüera en ſecret que j'ay penetré le
fonds de la choſe. Et quand il raiſonne ſi
avantageuſement de la ſtructure de l'homme, les loüanges qu'il donne à Dieu de
l'artifice de ſes ouvrages, enferment ſes
propres Eloges. Ce Monſieur pourtant
veut peut-eſtre montrer que la Divinité a
tant pris de ſoin de nos commoditez, pour
s'exciter à luy rendre honneur. Mais eſt-ce
une belle maniere de reſpecter Dieu, en le
conſiderant comme un habile artiſan qui a
travaillé pour nous, & que nous voulons
recompenſer? Faut-il que nous ſoyons perſuadez qu'il a employé pour nous toute ſa
ſageſſe, & toute ſa puiſſance, afin d'eſtre
engagez l'honorer? Quand par impoſſible
nous ne tiendrions rien de luy, ne merite-
roit-il pas par l'excellence de ſa nature nos

adorations & nos sacrifices. Si nous avions
moins d'aveuglement & d'amour propre,
nous n'entreprendrions pas de le loüer si
vainement; nous sommes de trop foibles
Panegyristes, & quoy que les efforts que
nous faisons pour loüer la Divinité, quand
ils sont sinceres ne soient pas criminels ; si
nous pensons pourtant avoir fort bien rencontré, & que nous les croyions suffisans,
nous sommes coupables. Un sincere aveu
de nôtre bassesse , & une respectueuse ado-
ration du cœur, valent mieux que ces longs
Panegyriques, ou l'amour propre nous fait
temerairement mesler nos loüanges à celles de l'Autheur de la nature.

Cinquiéme Reflexion.

MOnsieur nôtre Antagoniste, qui ne
cherchoit qu'à ternir ma reputation,
sans beaucoup examiner les moyens dont
il se servoit, me reprocha que je voulois ac-
querir de la gloire , en proposant comme
nouvelles, des opinions qui n'avoient esté
que trop dites. Le public en sera le Juge,
& pourra s'il veut en prendre la peine, trouver dans les ouvrages que je luy ay donnez, des opinions de tous âges. Il remar-

quera mesme, s'il y fait reflexion, que j'ay
beaucoup d'indifference pour la gloire, que
je ne me soucie guere que ma memoire demeure, ou soit ensevelie avec moy, & que
j'examine les opinions sans égard au temps
de leur durée, à la reputation de leurs Autheurs, ny au nombre de ceux qui les suivent. Si tous ceux qui étudient, ou qui en-
seignent, en faisoient de mesme, il y auroit moins de faux sçavans, & plus de
Philosophes.

Sixiéme Reflexion.

IL m'accusa aussi comme d'une erreur en
matiere de fait, d'avoir mis Hypocrate
au nombre de ceux qui ont negligé la fin
en Physique, ou qui mesme ne l'ont point
reconnuë; mais ont tout expliqué par la
disposition de la matiere, & la necessité de
ses mouvemens. Je pretens avoir raison
en ce point, & qu'il n'y a qu'à lire Hypocrate pour en estre convaincu.

Afin de persuader le contraire, il raporta
en Grec un passage de cet Autheur, que
j'ay mis à la marge, qui veut dire en nôtre
langue, que l'aliment des parties vient d'u-
ne mesme source, qu'elles ont un mutuel

accord , & qu'elles contribuënt à un commun usage. Ceux qui liront ce qui precede & ce qui suit ce passage, ne pourront contester l'explication que j'en fais Or cela ne détruit pas ce que j'ay avancé . puisque Democrite & Epicure auroient pû parler de mesme. C'est un fait dont tous les Philosophes demeurent d'accord , mais ils n'en tirent pas les mesmes consequences. Les Physiciens de l'opinion de Democrite, tel qu'estoit Hypocrate , se contentent de connoistre le fait, & de sçavoir que les parties servent à un usage, à cause qu'elles sont disposées d'une certaine maniere, sans inferer qu'elles soient formées de la sorte pour servir à cet usage. De façon qu'apres avoir connû l'usage d'une partie, ils en cherchent la cause dans sa structure. Apres avoir découvert, par exemple, que les reins servent à separer la serosité du sang, ils examinent la composition des reins ; & apres l'avoir trouvée, ils connoissent clairement qu'ils devoient de necessité servir à cet usage ; quoy que dans leur opinion ils n'y eussent point esté destinez par une cause intelligente. Les Galenistes au contraire ayant connu l'usage d'une partie , concluënt qu'elle a esté destinée à cette fin par la na-

ture ; & fans beaucoup fe foucier de la maniere qu'elle y contribuë , ils n'aportent
pour raifon que la fin ; de façon que fi on
leur demande pourquoy les reins feparent
la ferofité du fang , ils répondent que la nature qui les a deftinez à cette fin , leur a
donné une vertu de l'attirer. Ainfi les faits
ne font point conteftez, mais les manieres
de raifonner deffus font differentes. Monfieur nôtre Adverfaire n'a pas aparemment
lu fort exactement fon Hypocrate, ny bien
compris fon genie, & fa maniere de raifonner. Car il auroit reconnu que cet Autheur
eftoit inconteftablement dans les fentimés
de Democrite, ou pour le moins s'il avoit
paffé fans reflexion fur cent mille endroits
qui le prouvent, il en auroit remarqué un
qui fait manifeftement pour luy. C'eft le
feul que j'aye trouvé, où il foit parlé ex-
preffément de l'Auteur de la nature, & de
la fin qu'il s'eft propofée. Il dit donc en
parlant du cœur, dans le Livre qu'il en a
compofé ; certainement il me femble que
c'eft l'ouvrage d'un bon & d'un fage arti-
fan, qui ayant confideré les befoins du
cœur, luy a donné les oreilles qui font à
l'entrée de fes ventricules , comme des
foufflets pour attirer l'air. Il y a encor un

endroit au commencement de ce Livre , &
deux ou trois autres dás celuy des gládes,où
il est parlé de la caufe finale. Si Mr nôtre
Adverfaire les avoit bien lûs , il auroit raporté ces paſſages , & non pas celuy dont il
s'eſt fervi , qui ne fait rien du tout à la
chofe. Mais auffi on auroit pù luy répondre , ou que ces Livres ne font pas d'Hypocrate , ou qu'il eſtoit jeune quand il les fit,
& changea de fentiment dans la fuite ; &
qu'un paſſage ou deux ne peuvent pas en
détruire un tres grand nombre d'autres
tout à fait contraires. Pour luy montrer
en fuite qu'il eſtoit dans la doctrine de Democrite , on luy auroit marqué tous les Livres où il l'eſtale , & les Autheurs qui aſſu-
rent qu'il a eſté fon Difciple. Il y a un endroit qui montre affez évidemment qu'ils
eſtoient de mefme opinion touchant la Divinité. C'eſt dans le Livre de l'air,de l'eau,
& des differentes contrées de la terre ; ou
apres avoir dit,que les Scythes eſtoient fujets à devenir impuiſſás , & qu'ils croyoient
que c'eſtoit un châtiment des Dieux. Il ré-
fute cette opinion , en difant que fi leur
penfée eſtoit veritable, les pauvres qui ne-
gligent davantage le culte des Dieux, y feroient plus fujets que les riches , qui leur

bâtiffent des Temples, leur élevent des Statuës, leur font des prefens, & leur offrent plus fouvent des victimes. Du moins, ajoûte-t-il, s'il eft vrayf que les Dieux ayent du plaifir d'eftre honorez parmy les hommes,& leur faffent pour cela quelques faveurs. J'ay donc crû apres avoir long-temps examiné la chofe que je pouvois mettre Hypocrate au nombre de ceux qui ont expliqué les effets par une aveugle neceffité des mouvements de la matiere, & qui fe font trompez dans la maniere dont ils ont raifonné de la Divinité. C'eft trop long temps s'arrefter fur une queftion de fait, qui ne fert de rien pour la décifion de nôtre different. Si Monfieur nôtre Adverfaire s'avife de me répondre, qu'il ne s'amufe point à feüilleter fon Hypocrate,pour trouver des paffages qui le favorifent, je les luy montreray tous quand il voudra, & les expliqueray, de maniere qu'ils ne me feront pas contraires ; mais je n'en écriray rien, parce que je veux point fatiguer mes Lecteurs par des queftions inutiles.

Septiéme Reflexion.

IL ne me reste plus qu'une Reflexion de
toutes celles que j'avois dessein de f
sur son Avant-propos ; mais en verité   t
sur une proposition si etrange, & qu'il m'a-
tribuë si faussement, que je n'aurois jamais
pû croire qu'il eust osé me l'imputer avec
tant de hardiesse , si je ne l'eusse entendu
moy mesme dire publiquement dans une
maison Royale , en presence de plus de
quatre cens personnes: Que j'avois comparé l'Autheur de la nature à un joüeur de
Dés. C'est assurémét le plus injuste outrage
qu'il me pust faire, & la plus punissable calomnie dont il pust me noircir. Luy répondray je des injures, je n'en puis dire ; ce
sont les armes des vaincus, & je ne ressens
certainement aucune atteinte que de sa
médisance. Je me contente donc de l'a-
vertir que les outrages qu'il a pretendu me
faire, retomberont sur luy, & que je seray
assez satisfait quand tout le monde cor-
noîtra son imposture , & mon innocence.
Je tâche toûjours que mes comparaisons
soient justes ; & ceux qui se donneront la
peine d'y refléchir, le reconnoistront aisé-

ment. Mais sur tout je suis tellement cir-
conspect quand il s'agit de la Divinité, &
si persuadé qu'il y a une disproportion infinie de son essence, & de la maniere d'agir
avec celle des creatures, que je n'en fais
presque jamais de comparaisons. Dormoit-
il quand j'ay parlé de Dés? s'il ne dormoit
pas a-t-il compris la comparaison que j'en
ay faite? & s'il l'a comprise, de quel front
a-t-il pû publier à cette occasion, & dans sa
Chaire de Professeur, & dans plusieurs
maisons particulieres, que j'ay comparé
l'Autheur de la nature, à un joüeur de Dés.
Tous ceux qui parlent en public, soit dans
la Chaire, soit dans le Bareau, sont obligez
de prendre ma défense, & de detester avec
moy des manieres si criminelles. Car s'il
est permis à l'occasion d'un mot, de changer
entierement un discours, & de luy donner
un sens coupable ; il n'y a personne qui
puisse estre à couvert de la calomnie.

J'ay parlé de Dés en deux endroits dans
mon second discours, en expliquant l'opinion d'Epicure. Dans le premier, j'ay comparé les mouvements des Dés roulez sur
une table, à ceux des atômes dont la semence est composée, & le nombre qui en
est produit, à l'animal qui est engendré par

la femence. J'ay donc avancé que dans la doctrine d'Epicure , le mouvement des atômes de la femence de l'homme , fait neceffairement un animal de cette espece , & jamais d'une autre comme trois Dés roulez fur une table, font neceffairement un des nombres, qui font depuis trois jufques à dix-huit, fans pouvoir en faire un autre. Y'a-t-il là quelque chofe à reprendre , ny qui ait aucune connexion avec ce qu'il m'a fi malicieufement impofé.

Dans le fecond endroit où j'ay parlé de Dés, je defaprouve le raifonnement de Lactance, qui demande à Epicure , pourquoy la matiere, puis qu'elle fait tout par des mouvemens qui ne font reglez que par le hazard; n'a point encor produit d'animal qui flairaft par les yeux, & qui vift par les oreilles. Je dis que la queftion eft auffi peu jufte , que s'il demandoit pourquoy trois Dés roulez fur une table ne font pas dix-neuf ou vingt , puis que le nombre qui fuit leur mouvement arrive par hazard. Car comme le nombre qui arrive par le mouvement des Dés eft une fuite neceffaire des points qui font marquez deffus , de mefme l'ufage eft une fuite neceffaire de la difpofition de la partie. Voir, par exem-

ple,

ple est une suite necessaire de la disposition
de l'œil. Oüir est une suite necessaire de la
disposition de l'oreille. Et comme il n'est
point dans le pouvoir de trois Dés de marquer un nombre au delà de dix-huit ; il
n'est point, dans le pouvoir de la matiere
de faire un œil qui ait un autre usage que
de voir. Il n'y a ce me semble rien de coupable dans ces comparaisons que j'aporte,
pour faire entendre le sentiment d'Epicure.
Aussi je ne les ay pas redites pour les justifier, mais pour les éclaircir davantage en
faveur de ceux qui ne sont pas accoutumez
à cette Philosophie.

C'est donc à tort que Monsieur nôtre
Adversaire a dit dans son Escole de Chirurgie, que j'avois comparé l'Autheur de la
nature à un joüeur de Dés, & encor plus
méchament dans des maisons particulieres ; que j'avois avancé qu'il joüoit aux
Dés, en produisant le monde. J'aurois bien
plus de raison d'accuser la maniere dont ce
Monsieur, & ceux de son opinion parlent
de la nature. Car tantost ils la font agir
comme une personne fort serieuse ; tantost
ils la font joüer comme une badine ; tantost ils la font se precipiter mal à propos,
comme une étourdie, & tantost ils la font

s'abufer comme une aveugle , quoy que pourtant ils affurent qu'elle eft fort fage & fort intelligente. N'admirent-ils pas fon ferieux dans la production du cœur & du cerveau ? Ne font-ils pas remarquer fes jeux quand ils rencontrent quelque chofe de different dans les corps d'une mefme ef-pece ? Ne montrent-ils pas fa précipitation imprudente, quand ils difent que pour fe-courir une partie bleffée, elle y envoye une trop grande abondance d'efprits, qui aug-mentent le mal ? & ne confeffent-ils pas fon erreur & fon aveuglement dans la pro-duction des monftres.

Huitiéme Reflexion.

AVant que d'examiner la conclufion de fon difcours, je veux faire une Refle-xion fur ce qu'il me reprocha dans le mi-lieu, & dont il parla encor fur la fin. Il dit que j'avois raifonné de l'ame, d'une ma-niere à faire croire que je ne fuis point per-fuadé qu'elle foit immortelle. Que j'avois raporté les opinions des Philofophes qui la croyent corruptible, fans les refuter, & qu'on ne doit point parler de l'ame, fi ce n'eft pour dire les raifons qui prouvent fon

immortalité. Je ne ſuis pas d'accord avec
luy en ce point, non plus qu'en tous les
autres où il a entrepris de me contredire,
toûjours mal à propos, ſoit par malice, ſoit
par ignorance   Je n'ay point, comme il
dit, parlé de l'ame, d'une maniere à faire
croire que je ne ſuis point perſuadé qu'elle
ſoit immortelle ; j'en ſuis tres perſuadé par
la foy comme Chrétien ; je n'en ſuis point
convaincu, je l'avouë, comme Philoſophe,
veut-il que je le ſois ? qu'il me donne des
démonſtrations, je luy en ſeray obligé, ſans
pourtant que cela ajoûte rien à la croyance
que j'ay, qui n'en ſeroit pas plus ferme ny
plus certaiuc, j'aurois ſeulement une évi-
dence que je n'ay pas. Mais il n'eſt point
dans mon pouvoir de me rendre aux raiſons qu'on a juſqu'icy aportées;mon eſprit
n'en eſt point ſatisfait, ſans la foy je de-
meurerois dans le doute, comme en la pluſpart des autres points de Religion. Que
veut-il inferer delà ? pretend il que ce ſoit
une juſte raiſon de m'accuſer de n'avoir
point de foy ? ſi cela eſt, il faut accuſer tout
le monde. Car il n'y a perſonne, je penſe,
qui ne trouve dans la Religion quelque
choſe aparemment contraire à ſa raiſon &
à ſes ſens. C'eſt ce qui fait la neceſſité de

la foy, & le merite qu'on a de croire, mais
je pense qu'il n'eſt pas meilleur Theologien que Philoſophe. C'eſt pourquoy je
veux en ſa faveur, étendre un peu la choſe
& l'éclaircir davantage. Qu'il aprenne
donc, Que la foy eſt une qualité ſurnaturel-
le , dont l'eſprit doit ſe faire eſclave & re-
noncer à ſes propres connoiſſances , pour
ſuivre les propoſitions qu'elle le rend ca-
pab'e de croire; Que la raiſon n'eſt point
ſuffiſante pour la détruire, & qu'elle ne ſert
de rien pour l'apuyer. Qu'ainſi il eſt indifferent que les choſes qu'elle nous propoſe
ſoient conformes à noſtre raiſon, ou ne le
ſoient pas. Que ce qui fait le merite de
noſtre croyance, eſt l'aparence du contraire
de ce que la Foy nous propoſe; & c'eſt en-
quoy conſiſte la captivité ou l'eſprit s'engage quand il s'y ſoûmet. Ce ne ſeroit point
une ſervitude pour luy de croire des choſes
vray-ſemblables, c'eſt au contraire ſa plus
grande liberté, mais il s'aſſervit & ſe rend
eſclave, quand il ne va point où il veut, ou
qu'il va où il ne veut pas ; c'eſt à dire
quand il ne croit point aux aparences, ou
qu'il croit quand il n'y en a point, & quand
meſme il y en a de contraires. Il ne faut
donc point écouter la raiſon en matiere de

foy, ny chercher à fortifier nôtre croyance
par des raisonnemens. Si j'estois malicieux
je pourrois montrer que Monsieur nôtre
Adversaire n'est pas un fort bon croyant,
& que par la maniere dont il se conduit, il
semble qu'il ne soit persuadé de l'immortalité de l'ame, que par les démonstrations
qu'il pretend en avoir. Que si quelqu'un
venoit luy dessiller les yeux, & luy montrer
qu'il s'abuse dans ses raisonnemens, sa foy
deviendroit fort chancelante. Ce n'est
point comme il faut croire pour meriter, la
foy doit toûjours estre au dessus de la raison ; & les efforts qu'on fait pour les unir,
ne font pas toûjours loüables , puisque
l'Heresie & l'impieté naissent souvent de
cette fausse union : ce qui n'arriveroit jamais, si on les distinguoit bien l'une de l'autre, & que l'on fust persuadé , comme on
doit l'estre, que la foy est toûjours certaine,
& la raison toûjours douteuse. Mais comme on tâche d'apuyer la foy par la raison,
& que ceux qui étudient un peu plus que
les autres, découvrent la fausseté des raisonnemens ; ils en tirent une mauvaise
consequence , & concluënt que la proposition de foy est fausse, parce qu'elle etoit
apuyée d'un faux raisonnement. Voila le

principe de toutes les erreurs en matiere de Religion. On feroit bien de le détruire, & d'enfeigner que quand on découvre le defaut d'un raifonnement qui fembloit prouver la propofition de Foy, elle ne doit pas pour cela eftre rejettée ; parce que la raifon n'eft pas le motif qui nous fait croire les myfteres de noftre Religion. Je ne fuis donc point de l'advis de Monfieur nôtre Adverfaire, qui voudroit qu'on ne parlaft de l'ame que pour dire les raifons qui prouvent fon immortalité. Je veux raporter celles qui femblent prouver le contraire, de crainte que les libertins ne fe perfuadent qu'on veut les cacher à deffein, comme des armes propres à détruire la Religion. J'ay donc voulu les mettre en main à tout le monde ; mais j'avertis auffi que ce font des armes de verre, qui fe brifent au premier coup, lors qu'on les veut employer contre la Foy. Quand ces raifons feroient mille fois plus fortes & plus évidentes, nous dévrions cependant croire le contraire de ce qu'elles femblent démontrer. C'eft la foûmiffion que Dieu nous demande, & que nous fommes obligez de luy rendre.

Neuſiéme Reflexion.

DAns la concluſion de ſon Diſcours, il s'efforça de raiſonner un peu plus que dans l'Avant-propos, & il ſemble qu'il ait voulu fortifier ſon arriere-garde. Il eſt pourtant facile de l'enfoncer, car c'eſt toûjours la meſme erreur qui la diſpoſe & qui la guide. Il veut s'affranchir de la temerité dont j'accuſe ceux qui tâchent de penetrer les deſſeins de Dieu, & qui pretendent déterminer la fin qu'il s'eſt propoſée dans la production de tous ſes ouvrages. Voicy comme il raiſonne : la ſtructure du cerveau, les arteres qui s'y portent, les nerfs qu'il fournit à tout le corps, ſont admirablement bien conſtruits, pour que nous ſentions, & que nous nous mouvions. J'en demeure d'accord, autrement nous n'aurions ny ſentiment ny mouvement de la maniere que nous l'avons ; & une autre ſtructure & diſpoſition de parties feroit une machine differente de la noſtre. J'en infere, pourſuit-il, que tout cela nous a eſté donné pour que nous puſſions ſentir, & nous mouvoir. Y a-t-il de la temerité à raiſonner de la ſorte ? oüy ſans doute. Il y

a de la temerité à vouloir penetrer les deffeins de Dieu dans la production de tous
fes ouvrages; & il ne faut point conclure
que les ufages des parties, quand mefme ils
feroient évidens, & que nous ne pourrions
imaginer une autre fin, foient le deffein
que l'Autheur de la nature s'eft propofé en
les produifant. Car Monfieur nôtre Adverfaire doit fe reffouvenir que l'efprit de
l'homme eft extrémement borné, & qu'au
contraire celuy du fouverain Eftre n'a point
de bornes. De maniere que c'eft une temerité infuportable de mefurer la grandeur
infinie de l'efprit de Dieu, par la foibleffe
du nôtre. C'eft pourtant ce que fait nôtre
Adverfaire, quand il conclut, que l'ufage de
la partie eft la fin que Dieu s'eft propofée
dans fa production, parce qu'il n'en peut
imaginer d'autre. Mais outre la temerité
& l'incertitude de bien rencontrer dans ce
raifonement, on trouve encor qu'il eft inutile, & qu'il ne nous rend pas plus fçavans
en Phyfique. Nous avons un cerveau dit
ce Monfieur pour fentir, & pour nous
mouvoir, des yeux pour voir, des oreilles
pour oüir. Quelle fubtilité! quel effort
d'efprit! quelle fatisfaction à raifonner de
la forte. Il me femble qu'on eft auffi fça-

vant & moins sujet à se tromper, quand on dit que le cerveau sert aux sentimens & aux mouvemens, à cause de sa composition particuliere qui le rend propre à ces usages plûtost qu'à d'autres ; & qu'on doit tâcher de découvrir que les yeux servent à voir ; parce qu'ils sont construits de maniere à pouvoir ressentir l'impression de la lumiere, & des couleurs plûtost que des saveurs, des odeurs, ou des sens. Il faut assurément raisonner en Physique, par la matiere, & par la cause efficiente, plûtost que par la fin, qu'on ne doit chercher qu'en morale. Quand on interroge un incendiaire, & qu'on luy demande pourquoy il a bruslé une maison, s'il disoit que c'est parce qu'il y a mis le feu, sa réponse seroit impertinente, parce que c'est son dessein qu'on veut sçavoir. On raisonne aussi mal en Physique, lors qu'on aporte une fin, quand on demande la raison d'un effet ; parce que c'est la cause efficiente qu'on cherche. Or si c'est une chose temeraire & inutile d'assurer que l'usage d'une partie, quoy qu'il soit constant & considerable, est la fin que Dieu s'est proposée. C'est une erreur bien plus grande quand il est douteux, peu considerable, ou qu'il peut estre criminel.

Dixiéme Reflexion.

S'Il ne faut point rechercher les causes finales, pourfuit ce Monſieur, c'eſt parce qu'il eſt impoſſible de reconnoiſtre aucun deſſein de Dieu ; ou parce que la recherche en eſt difficile , & qu'on peut s'y tromper; ou parce qu'il ne s'en eſt point propoſé. Je répons , c'eſt parce que les cauſes finales ſont tousjours incertaines, tousjours inutiles en Phyſique , & comme j'ay montré dans mes Diſcours, parce que la maniere dont Monſieur nôtre Adverſaire s'y conduit, jette dans un nombre infini d'erreurs & d'abſurditez. Elles ſont tousjours incertaines, parce que celles qu'on pretend les pluſ évidentes ſont tres douteuſes , comme j'ay montré dans la reflexion precedente;& que l'eſprit de Dieu eſtant infini , voit des fins infinies que nous ne voyons pas , & qu'il a pù ſe propoſer , malgré la préſomption que nous avons d'avoir découvert la veritable. Elles ſont inutiles,parce qu'elles ne ſervent de rien pour expliquer les effets dont il s'agit. Car c'eſt aſſez de connoître l'uſage d'une partie , ſans inferer qu'ellë ſoit deſtinée pour cette fin , & ſans parler toûjours, comme ſi on avoit eſté du conſeil de Dieu, & qu'on euſt leu le Livre de tous ſes deſſeins.

Onziéme Reflexion.

VOyons maintenant ce qu'il dit pour renverſer les trois raiſons dont il a crû qu'on pouvoit ſe ſervir pour empeſcher ſa curieuſe recherche des cauſes finales. Il eſt tres poſſible, dit-il, de découvrir en bien des rencontres la fin que Dieu s'eſt propoſée ; par exemple la production de l'eſprit animal dans le cerveau, la ſeparation de la ſeroſité dans les reins: & ſi c'eſt eſtre temeraire d'aſſurer que ç'ont eſté les deſſeins de Dieu, nos Adverſaires ſont coupables d'une infinité de temeritez, en jugeant des deſſeins des hommes par leur conduite. Voila certainement bien rencontré; juſqu'à quand ce Monſieur outragera-t-il la Divinité? Ne ceſſera-t-il iamais de la comparer à l'homme? Quand aura-t-il des ſentimens plus bas pour ſoy-meſme, & plus relevez pour elle? Ne ſçait il pas qu'on ſe trompe ſouvent malgré les aparences, en voulant découvrir les deſſeins des hommes par leurs dehors; & que ſi Dieu aſſure qu'il n'y

a que luy seul capable de les penetrer, quoy
qu'ils soient en petit nombre. Il est certain
à plus forte raison, qu'il n'y a que luy qui
puisse connoiftre les siens, & qu'un homme est temeraire d'entreprendre de les découvrir. Il est vray que les usages de quelques parties sont manifestes, mais la fin
que Dieu s'est proposée en les produisant,
n'est pas pour cela évidente. C'est ce qui
abuse Monsieur nôtre Adversaire, qui con-
fond toûjours l'usage avec la fin, & qui ne
prend pas garde que Dieu a pû se proposer
une infinité d'autres fins, qui nous sont inconnuës. * Il ne sçait pas que ce souverain
Estre, qui a caché la nature dans les tenebres, a encore plus caché ses desseins, & n'a
admis personne dans son conseil quand il
les a pris.

* *Tenebras posuit latibulum suum, quis novit sensum
Domini, aut quis consiliarius ejus fuit.*

Douziéme Reflexion.

MOnsieur nôtre Adversaire croyant
avoir bien prouvé qu'il est possible
de découvrir les fins que Dieu a euës, en
produisant ses ouvrages ; il examine en suite la seconde raison qui pourroit en empescher

cher la recherche. Si la difficulté, dit-il, de
les trouver, & le danger qu'il y a de s'y
tromper, devoient empefcher qu'on ne les
recherchaft, il faudroit abandonner l'étude la Phyfique, & ne plus fe mettre en peine de trouver la caufe du flux & reflux de
la mer, des Cometes, de l'arc en Ciel, des
vertus de l'animal, & d'un tres grand nombre d'autres effets dont il eft mal-aifé de
découvrir la caufe, & où il eft facile de
tomber dans l'erreur. Cependant on n'ac-
cufe point de temerité les curieux qui s'oc-
cupent à ces recherches. Ie l'avoüe, mais il
y a bien de la difference ; ils font autant
loüables dans leur curiofité, que Monfieur
nôtre Adverfaire eft blâmable dans la fien-
ne. On peut trouver, & l'on doit chercher
la caufe efficiente en Phyfique ; c'eft d'elle
feule & de la matiere dont on a befoin ; &
l'on eft ignorant jufqu'à ce qu'on les con-
noiffe. Mais la fin n'eft point du reffort de
la Phyfique, elle ne fert de rien pour expliquer les effets ; on ne peut la rencontrer
que par hazard, fans eftre jamais affuré de
l'avoir trouvée ; on n'eft pas moins fçavant
pour la negliger ; on ne feroit pas plus content quand on feroit certain de l'avoir ren-
contrée : Car il n'importe point à un Phy-

O

ficien que les yeux ayent esté faits pour
voir , ou pour une autre fin , pourveu qu'il
sçache leur usage, & la disposition qui les
en rend capables. Enfin la recherche des
causes efficientes n'enferme point de fâ-
cheuses consequences , comme la maniere
dont Monsieur nôtre Adversaire se sert
pour trouver les causes finales.

Treiziéme Reflexion.

APres avoir tâché de montrer que ces
deux raisons ne pouvoient estre admi-
ses , voicy comme il conclut ; il ne reste
donc rien à dire., sinon que Dieu ne s'est
proposé aucune fin dans la production de
ses ouvrages. C'est à nos Adversaires à
voir s'ils veulent se servir de ce moyen
contre nous. Non certainement ; je n'ay
jamais eu de pensées si extravagantes ; Il
est fort facile d'établir & de soûtenir mon
opinion , sans avoir des sentimens impies.
Cependant il veut malgré moy que je dise
cela , & que selon ma pensée Dieu ne se
soit proposé aucune fin. Il semble, dit-il,
qu'il n'y ait pas lieu de douter que ce ne
soit là leur opinion ; puis qu'ils publient
hautement qu'il n'est pas certain que les

yeux nous ayent esté donnez pour voir, ny
les oreilles pour entendre ; que l'homme a
des parties inutiles, & mesme quelque fois
nuisibles ; qu'il luy en manque d'avantageuses, comme des aisles : qu'en un mot, il
pouvoit estre mieux construit qu'il ne l'est
effectivement. N'est-ce pas là détruire la
Providence ? n'est ce pas trouver à redire
aux ouvrages de Dieu, & vouloir les corri-
ger ? n'est-ce pas enfin l'accuser d'aveuglement ou d'impuissance, & commettre par
consequent la plus étrange & la plus con-
damnable de toutes les temeritez. Voila le
raisonnement de Monsieur nôtre Adversaire ; considerons maintenant s'il est bon
Logicien, & s'il sçait tirer de justes consequences. Je demeure d'accord du fait. J'ay
dit, je l'avoüe, qu'il n'est pas certain que
les usages des parties soient la fin que
Dieu s'est proposée quand il les a produi-
tes, & qu'on se trompe fort souvent en rai-
sonnant de la sorte. Mais peut-on conclure delà, que selon ma pensée, Dieu ne s'est
point proposé de fin. N'a-t-il pû s'en proposer une autre que celle que s'imagine
Monsieur nôtre Adversaire, qui nous soit
inconnuë ? N'ay-je pas dit dans mes Discours qu'il y a aparence que la partie est

O ij

faite pour compofer le tout, & le tout
pour Dieu, qui n'a pû fe propofer d'autre
fin que foy-mefme. Eft-ce là dire, comme
il avance trop hardiment, que je pretens
fans doute que Dieu n'a point eu de deffein ny de fin dans la production de tous
fes ouvrages? J'ay dit encor, & j'ay prouvé, je l'avoüe, que l'homme a des parties
qui luy font inutiles, quelquefois mefme
nuifibles, qu'il luy en manque d'avanta-
geufes, comme des aifles. Mais pour cela
on ne peut dans mes principes trouver à
redire aux ouvrages de Dieu, ny jamais inferer en aucune maniere qu'il foit dans l'a-
veuglement, ou dans l'impuiffance. Monfieur nôtre Adverfaire m'attribuë des confequences tirées par fes principes, d'un fait
conftant & affuré, qui toûjours font fauffes & fouvent impies. Où eft la juftefle de
fon efprit? qu'a-t-il fait de fa Logique?
qu'il aprenne à mieux raifonner, ou qu'il
fe taife pour toûjours. Je ne fuis pas obligé de fouffrir les calomnies, dont fon ignorance me noircit. Il eft à plaindre il eft
vray, de concevoir fi mal; & je le trouve encor plus mal-heureux que criminel. Cependant il ne peut s'exempter d'eftre coupable, puis qu'il devroit mieux étudier les

sentimens qu'il entreprend de refuter ; ou
ne s'en pas mesler, s'il est incapable de les
comprendre. Qu'il life donc avec attention ce que je vais écrire pour luy faire
connoistre son erreur.

Je pretens que l'homme a des defauts,
qu'il pouvoit avoir des avantages qu'il n'a
pas, & que par consequent il pouvoit estre.
mieux. Je l'ay desja prouvé dans mes difcours par des choses de fait, à qui j'en pourrois adjoûter un tres grand nombre d'autres. Mais je me contente de ce raisonnement, ou l'homme pouvoit estre mieux, ou
Dieu a épuisé sa puissance à le faire : Car
si la puissance n'est point épuisée, il peut
augmenter ses perfections & diminuër ses
defauts. Or Dieu n'a point épuisé sa puis-
fance dans la production de l'homme, puis-
qu'une puissance infinie n'est point épuisée
en produisant un effet fini : l'homme donc
pouvoit estre mieux. Maintenant que doit-
on inferer de ce que l'homme pouvoit
estre mieux, & qu'il pouvoit par exemple
avoir l'avantage de voler, qu'il n'a pas. Il
faut sçavoir pour cela de quels principes on
veut se servir. Dans ceux de Monsieur nôtre Adversaire on en tire des consequences
fausses & injurieuses à la Divinité ; & c'est.

par là que je démontre qu'ils ne sont pas
bons, & qu'on doit en chercher d'autres.
Voyons donc quels sont ces principes, &
quelles conséquences on peut en tirer.
Dieu, selon Monsieur nôtre Adversaire, a
considéré l'homme comme son favori, à
qui il a eu dessein de donner tous les avantages dont il a besoin, pour surpasser en
toutes choses les autres animaux. Voila le
principe, voicy le fait surquoy il faut raisonner suivant ce principe. L'homme auroit plus d'avantages qu'il n'a, s'il avoit des
aisles comme les oiseaux ; & il ne peut
avec toute la subtilité de son esprit, & l'a-
dresse de ses mains, se procurer les commoditez qu'ils en tirent. Que faut-il conclure du principe de Monsieur nôtre Adversaire, & de ce fait incontestable ; ou que
Dieu ne s'est point aperçeu que c'est un
avantage pour l'homme d'avoir des aisles,
ou qu'il n'a pû luy en donner ; c'est à dire,
qu'il a manqué de pouvoir ou de connoissance, quoy qu'il n'ait pas manqué d'inclination. Conséquence non seulement fauf-
se, mais encor impie & manifestement
contraire à la grandeur de Dieu. Or à qui
doit-on l'attribuër ? certainement ce n'est
pas à moy, puis que ie la deteste, & que ie

ne l'ay tirée que pour montrer la faussecé
du principe d'où elle suit necessairement.
Cependant Monsieur nôtre Adversaire ne
fait point de difficulté de m'en accuser, &
de m'imputer toutes les autres consequences, soit fausses, soit ridicules, soit impies,
soit mesme , comme il dit, abominables:
car il est vray que de ses principes , & de
faits constans , on peut en tirer de toutes
ces sortes, & de cette maniere il donne
une étrange idée de ma doctrine & de mes
mœurs. Il y auroit bien moins d'injustice
de la condamner ; mais comme je sçay
qu'il n'a pas les yeux assez bons, pour prévoir toutes les consequences qu'on peut tirer de ses principes , & qu'il n'infere que
celles qui luy sont avantageuses ; sans l'accuser d'impieté , je me contente de faire
voir qu'il n'est pas le plus habile homme
du monde.

Dans mon sentiment, Dieu a fait ses ouvrages pour son plaisir, comme il a voulu,
& a mesuré les avantages de l'homme, aussi
bien que ceux des autres Estres, qui sont
tous meslez de perfections & de defauts.
Voila le principe. L'homme eust esté mieux
& plus accomply , s'il eust eu des aisles.
Voila le fait , que peut-on inferer ? rien

affurément qui foit contraire à la grandeur
de Dieu. Ce n'eft, ny manque de connoiffance, ny manque de pouvoir , qu'il n'a
point donné d'ailes à l'homme. C'eft qu'il
a voulu borner fes avantages à un certain
nombre dans lequel celuy d'avoir des ailes
ne fe rencontre pas. On peut dire par tout
la mefme chofe ; & il eft impoffible de
trouver dans la nature aucun effet , foit
qu'il foit un monftre, ou qu'il ne le foit
pas ; qu'il ferve, qu'il nuife, ou qu'il foit
inutile aux chofes à qui il femble qu'il devroit fervir , on ne peut, dis-je, trouver aucun effet , qu'on n'acorde aifément avec la
Providence, dans les principes que j'ay établis. Au lieu que dans ceux de Monfieur
nôtre Adverfaire , il y a tant d'embaras &
de difficultez , que plufieurs Philofophes
ont abfolument nié la Providence.

Quand j'ay dit, foit icy, foit dans mes
difcours, qu'il y a des parties inutiles ou
nuifibles ; Il faut entendre cela à l'égard
des chofes à qui l'on croit d'ordinaire qu'elles font deftinées, comme je m'en fuis expliqué ; & jamais à l'égard de l'Autheur de
la nature, qui conduit tout tres fagement à
la fin qu'il s'eft propofée , & qui nous eft
inconnuë.

Quatorziéme Reflexion.

MOnſieur nôtre Adverſaire fit remarquer à ſes Auditeurs, qu'il m'a traité
avec beaucoup de retenuë, & que c'eſt tout
le moins qu'il a pû faire d'en uſer comme
il a fait. Veritablement c'eſt une grande
retenuë d'inſinuër dans l'eſprit de tout le
monde, que mes ſentimens ſont impies ;
que j'établis une doctrine abominable,
dont les conſequences ſont terribles ; que
je ne connois point de Providence, & que
je fais de l'Autheur de la nature un joüeur
de Dés, qui remuë des corps ſans ſçavoir
ce qui doit naître de leurs mouvemens :
Qu'enfin je parle de l'ame d'une maniere à
perſuader que je la croy mortelle. Voila en
effet une belle moderation, dont ie le re-
mercieray toutes les fois que j'en trouveray
l'occaſion favorable. Cependant ie voudrois bien l'en voir ſortir, pour aprendre
comment il poufferoit plus loin ſes aveugles emportemens. En verité il faut, ou
qu'il s'oublie furieuſement, ou qu'il ſoit
fortement perſuadé de mon honneſteté &
de ma retenuë ; Car il ne doit pas douter
que ie n'aye un eſprit capable de me van-

ger si j'en avois l'inclination, & de l'outrager finement de la plus cruelle maniere du monde. Cependant ie me suis contenté de dire ce qui estoit absolument necessaire pour ma juste défense, & de montrer ou qu'il m'impute malicieusement des erreurs & des impietez, ou qu'il n'a pas compris le sens de mes discours. Ce n'est pas là me vanger ny le punir comme il merite, puis que quand ie n'aurois rien dit, il auroit assez fait connoistre par ses Discours la foiblesse de son esprit, à ceux qui sont capables de discernement. Mes propositions, dit-il, ont scandalisé les foibles. Cependant il n'y a personne qui s'en soit plus scandalisé que luy. Je ne suis point coupable de son aveuglement, ny de celuy des autres, non plus que du scandale qui l'accompagne. On ne blâme point le Soleil quand il éblouït les hiboux ; on accuse plutost leurs yeux qui ne peuvent souffrir la lumiere.

Quinziéme Reflexion.

IL dit en finissant, que si ie me contentois de prouver que la recherche des causes finales est inutile à un Anatomiste, je l'at-

tirerois peut-eſtre dans mon party; parce
qu'il n'a point de honte de ſe dédire. Voila
une belle diſpoſition, on peut eſperer qu'il
changera ; mais ie ne me ſoucie guere qu'il
ſe mette de mon party ; car ie n'en ſerois
pas beaucoup plus fort. Ne ſçait-il pas que
ie ne pouvois point me renfermer dans les
bornes qu'il ſouhaite ; & que j'eſtois obligé de montrer que mes opinions n'eſtoient
point contraires à la Religion, apres que
l'année paſſée, dás le Jardin Royal, en preſence de beaucoup de móde, pour repouſ-
ſer une aſſez fine raillerie que ie faiſois de
ſes manieres de raiſonner; il m'eut dit que
ie me fâchois quád on parloit de Dieu: ce
qui fut l'origine de nôtre querelle, & qui
m'obligea de faire mes Diſcours Anatomiques, de la maniere que ie les ay faits. Il
les a entendus, mais par mal-heur il ne les
a pas compris ; & renverſant entierement
leur ſens, il a ſemé par tout qu'ils eſtoient
impies. Ie les expoſe à tout le monde pour
en juger ; & quand Monſieur nôtre Adverſaire les aura bien compris , puis qu'il n'a
point de honte de ſe dédire , nous verrons
qu'il avoüera la faute qu'il a faite de me ca-
lomnier ſi injuſtement. Cependant ie luy
conſeille de ne point tant fatiguer ſes Au-

diteurs, des pretenduës loüanges qu'il dit
à l'Autheur de la nature ; de crainte qu'un
malicieux ne luy dise qu'il est comme les
Juifs,* à qui Dieu reprocha que c'estoit un
peuple qui l'honoroit des lévres, & qui ne
l'avoit point dans le cœur. Pour moy je
juge tousjours favorablement des mœurs
de tout le monde : Ainsi je veux croire que
Monsieur nôtre Adversaire est fort devot
& fort vertueux ; mais j'auray bien de la
peine à me persuader qu'il soit fort sçavant.

*   *Populus iste labijs me honorat , cor autem
eorum longé est à me.*

Seizséme Reflexion.

A Vant que de finir ces Reflexions , il
faut encor que je réponde à quelques
objections , que des Docteurs , soit de
Theologie, soit de Medecine m'ont faites,
& sur qui j'ay apris que Monsieur nôtre
Adversaire fait un grand fondement. On
se plaint de ce que j'ay offencé tout le genre humain, dans mon premier Discours; en
dépoüillant l'homme du glorieux titre de
Roy de tout l'Univers, & dont Dieu mesme l'a mis en possession. Dans le premier
chapitre

chapitre de la Genefe , que la terre vous
foit foûmife , * dit-il , à nos premiers parens. Et foyez les maiftres des poiffons de
la mer, des oifeaux du Ciel , & de tous les
animaux qui marchent ou rampent fur la
terre ; en faut-il davantage pour eftre bien
fondé ? & n'eft· ce pas offencer Dieu & les
hommes, que de contredire ce titre ? Cependant je n'ay rien dit qui ne foit veritable , & qui ne faute aux yeux. Pour le
moins à mon égard , je n'ay aucune part à
l'Empire que l'homme pretend fur tout
l'Univers. Les chiens me mordent, fi je n'y
prens garde ; ie n'ofe paffer un bois quand
ie fçay qu'il y a des loups , à peine me
croy-je en feureté quand ie voy des Lions
enchainez. Les bœufs mefme dans les ruës
de Paris me donnent de la crainte , & pour
les laiffer paffer ie me range fort promptement dans une boutique. En Hyver ie
tremble, quand ie n'ay point de feu. En
Efté ie brûle, fi ie ne cherche l'ombre & le
frais. En un mot ie trouve que le Ciel, les
Elemens & les animaux, loin de m'obeïr
me font la guerre. Je penfe mefme qu'ils

---

* *Subjicit v.28. terram & Domine animi pifci-*
bus maris , & volatilibus cœl. & univerfis ani-
mantibus quæ moventur fuper terram.

P

ne font guere plus foûmis à Meſſieurs nos
Antagoniſtes , & ie voudrois par curioſité
voir un de ces Docteurs avec ces pompeux
ornemens au milieu de cinq ou ſix mâtins
bien animez,à qui il opoſeroit ſon ſuperbe
titre de Roy.   Je prendrois pláiſir à remarquer dans cette conjonĉture le reſpect qu'ils
auroient pour Sa Majeſté.

Mais pourquoy tant ſe récrier contre cet
endroit de mon Livre? ſuis-je le premier
qui ay voulu rabaiſſer l'inſuportable orgueil
de l'homme. L'Autheur de ces belles Saty-
res qui font le divertiſſement des eſprits les
plus delicats,comment ſ'a-t-il traité. Voicy
comme il en parle dans la huitiéme Satyre
adreſſée à un Docteur de Sorbone.

De tous les animaux qui s'élevent dãs l'air,
Qui marchent ſur la terre , ou nagent dans
        la mer,
De Paris au Perou , du Iapon juſqu'à Rome.
Le plus ſot animal, à mon advis c'eſt l'hõme.
    Quoy? dira-t-on d'abord, un ver une
        fourmi,
Vn inſeĉte rampant qui ne vit qu'à demy,
Vn Taureau qui rumine , une chévre qui
        brouſte,
Ont l'eſprit mieux tourné que n'a l'homme,
        Oüy ſans doute.

Tout le reste de la Satyre est de la mesme force : Cependant on ne l'a point censurée ! on me repartira peut-estre que c'est un Poëte qui écrit dans un genre où il est permis d'outrer un peu les choses ; je l'avoüe, mais la licence Poëtique ne peut pourtant jamais aller jusqu'à choquer la Religion. Aussi ne la choquet-il pas, non plus que Charon & Montagne, qui auparavant luy ont écrit de l'homme en Philosophes ; & pour justifier ces sçavans Personnages avec moy, ie vais montrer comment le passage de la Genese ne fait rien contre nous.

Il est vray que Dieu qui avoit produit nos premiers parens en estat de grace, leur avoit donné quantité d'avantages au dessus de leur nature, & les avoit exemptez des infirmitez qui l'accōpagnent. Dans cet estat bien-heureux, ils ne devoient point ressentir de douleur, quoy qu'essentiellemēt ils y fussent sujets, ils furent faits maistres des animaux, & les animaux par consequent leur furent soûmis ; mais c'estoit une pure grace pour eux au dessus de leur nature, contre celle des animaux. Leur bon-heur fut de peu de durée, ils devinrent criminels par leur desobeïssance, & perdirent pour

Cela tous les avantages que Dieu leur avoit faits. Ils retomberent dans les foiblesses de leur nature, qui furent les suites & les peines de leur peché. La terre ne produisit pour eux que des épines , & les animaux furent des esclaves revoltez, qui reprirent leur liberté. Les hommes donc en ce qui regarde les biens & les maux du corps, sont comme ils eussent esté dans un estat purement naturel, dans lequel tous les Philosophes ont crû estre. Dans l'estat pourtant où nous sommes d'une nature corrompuë tous les maux qui sont des suites necessaires des principes qui nous composent, servent de châtimens à la desobeïssance de nostre premier Pere, qui nous a engagez dans son crime, & nous a rendus indignes des graces que Dieu nous eust faites, s'il n'eust point peché. La femme dans un état purement naturel doit enfanter avec douleur ; elle en eust esté exemptée par grace , le peché l'a renduë indigne de cette grace , elle enfante donc avec douleur ; & cette douleur qu'un Philosophe considere comme un effet purement naturel, est considerée par un Theologien, comme un châtiment de son crime. L'homme n'a de pouvoir sur les animaux, que ce-

luy que luy donne l'adreſſe ou la force :
comme les animaux l'ont ſur luy, & les
uns ſur les autres. Le Philoſophe regarde
cet état comme une choſe conforme aux
Loix de la nature : Le Theologien comme
une chute d'un eſtat plus noble, où Dieu
l'avoit mis par grace. Il n'y a ce me ſemble
rien à redire à cette explication ; c'eſt au
contraire une maniere tres facile pour
lever toutes ſortes de difficultez.

Dix-ſeptiéme Reflexion.

ENcor qu'il n'y ait rien dans mes Diſcours qui ſoit contraire à la Providence, & que tout ce que j'ay dit ſoit plûtoſt
pour l'établir, que pour la détruire. La
pluſpart de nos Docteurs ne laiſſent pas
d'avancer qu'on ne peut l'accorder avec
mes opinions. Cependant il n'y a perſonne
qui liſant ſans préocupation ce que j'ay
écrit, ne reconnoiſſe évidemment que j'ad-
mets la Providence, & qu'elle ſuit neceſſairement de mon principe. Je pretends que
l'Autheur de la nature a tout fait pour ſoy-
meſme, qu'il regle toutes choſes ſelon ſes
deſſeins, quoy que ces deſſeins nous ſoient
inconnus, que rien ne s'écarte de la fin

qu'il s'est proposée ; que les monstres que
nous apellons des effets de la nature qui se
trompe, arrivent aussi necessairement par
son ordre que les choses les plus ordinaires, sans qu'il y ait ny erreur, ny hazard. Est-ce là donc détruire la Providence ? est-ce avancer quelque chose qui
ne puisse s'accorder avec elle. Oüy, disent-
ils ? on voit bien que vous l'admettez en
aparence ; mais il n'est pas mal-aisé de reconnoistre que vous la détruisez en effet,
puisque vous ostez les moyens d'arriver à
sa connoissance. Rien n'a pû obliger les
Philosophes d'avoüer une Providence, que
la connoissance de la fin pour qui chaque
chose est destinée : Cependant vous ne
voulez point qu'un Physicien la recherche ;
& vous pretendez mesme qu'il est impossible de la connoistre certainement. Monsieur nôtre Adversaire, a ce que m'a racon-
té un de mes amis, pretend me confondre
avec cette objection, & par avance il pleure ma défaite, & est extrémement fâché de
ce que ie l'engage à me lancer ce traict fu-
neste dont ie dois perir. Pour moy si ie n'aimois mieux rire que pleurer, ie luy ren-
drois larmes pour larmes ; mais ie pense
qu'il vaut mieux me moquer de la foiblesse

de son esprit, & du peu de genie qu'il a
pour les sciences. J'avoüe que la recherche
de la fin est inutile en Physique, & qu'on
ne peut iamais estre asluré de l'avoir trouvée; mais cela n'empesche pas que ie ne
sçache certainement qu'il y en a une: comme ie sçay certainement qu'il y a un nombre déterminé d'hommes sur la terre, quoy
que je ne puisse dire quel il est; & ie connois certainement que chaque chose est destinée pour une fin, par l'idée que j'ay de
Dieu, qui me le represente comme une
cause intelligente, qui n'agit iamais sans
dessein, & qui a un nombre infini de
fins à se proposer. C'est ce qui me fait
iuger que mes soins seroient inutiles & te-
meraires, si j'entreprenois de les découvrir. Ainsi tout mon principe est fondé sur
l'idée que j'ay de la Divinité.

Dix-huitiéme Reflexion.

I'Ay honte en verité de tant de redites, &
ie suplie les Lecteurs éclairez de me les
pardonner; c'est une faute où ie suis forcé
de tomber, pour vaincre la stupidité de ceux
contre qui ie parle. Ils ne peuvent comprendre les choses, quoy qu'on les propose

fort, clairement, ils rendent des propofitions criminelles, en les détachant de celles
qui les rectifient. Par exemple, ils m'accu-
fent d'avoir dit qu'il y a dans l'homme des
parties inutiles , & que cela choque la fageffe de l'Autheur, qui nous a formez. Un
Docteur, fe plaignit à moy de la hardieffe
de cette propofition , qu'il jugeoit plus heretique que tous les Livres de Calvin ; &
pour m'en convaincre, il me dit en langa-
ge de fon Pays , *Deus & natura nihil fa-
ciunt fruftra* , qui veut dire en noftre langue, que Dieu & la nature ne font rien
fans deffein. Je ne fçay s'il penfoit que
j'euffe oüblié cet axiome , & que ie n'euffe
pas pris foin de ne rien dire qui luy fuft
contraire. J'en demeure donc d'accord
avec luy, mais pour cela ie ne changeray
rien à ce que i'ay dit. S'il avoit bien examiné le fens de mon Difcours, il auroit facilement reconnu que fon objection eft
frivole; Car il fuffit pour fauver la verité de
l'axiome, que la chofe inutile à l'homme ait
une fin : Par exemple, une Statuë au milieu
d'un parterre, eft inutile pour faire éclore les
fleurs qu'on y voit; celuy pourtant qui l'a
elevée n'a pas travaillé en vain, parce qu'il
s'eft propofé un autre deffein. De mefme,

quoy que le Pericarde dont j'ay parlé, foit
peut-eftre inutile au cœur; quoy que la barbe foit incommodeà l'homme; quoy que le
filet foit nuifible aux enfans, ils ont pourtant des fins que nous ne connoiffons pas.
En un mot, rien au móde n'eft inutile abfolument, mais cela n'empefche pas qu'une
chofe ne foit inutile à une autre? Où eft
donc l'Herefie de la propofition que i'ay
avancée, la voicy. C'eft que l'homme n'eft
donc pas le mignon de la nature; Dieu n'a
pas employé toute fa puiffance à le faire,
puis qu'il luy a donné des chofes inutiles à
fon égard, & quelque-fois nuifibles: Mais
fi c'eft là une Herefie, il faut pour m'en de-
livrer, me crever les yeux, afin que ie ne
voye ny aveugles, ny borgnes, ny boiteux,
ny boffus: Car fi l'on me fait l'impertinente réponfe qu'on fait d'ordinaire, ie m'en
moquerav; c'eft, difent-ils, le defaut de la
matiere: mais ie leur demande, Dieu n'en
eft-il pas le maiftre? ne peut-il pas en diminuër l'excez, ou en fupléer le deffaut s'il
le veut? Ils doivent ce me femble l'avoüer,
& dire par confequent avec moy, que Dieu
fait fes ouvrages pour foy comme il le fou-
haite; foit que leur ftructure leur foit avăta-
geufe ou incommode, & confeffer que les

monſtres, ou les effets que nous nommons défectueux , ſont auſſi expreſſément produits par la volonté du ſouverain Eſtre, que ceux qui nous paroiſſent les plus accomplis; perſonne n'y doit trouver à redire à l'égard de Dieu , quoy qu'en comparaiſon des autres on puiſſe les nommer imparfaits: cecy eſt à mon advis fort manifeſte. Cependant pour donner encore plus de jour à tout ce que j'ay dit , conſiderons un habile Horloger, abſolument maiſtre de ſa matiere, & qui ne travaille que pour ſon divertiſſement; il fait des montres de toutes façons ; les unes qui marquent les heures tres juſtes, à la veuë & à l'oreille ; d'autres à la veuë ſeulement, qui toutes n'ont rien d'inutile, & qui ne ſoit abſolument neceſſaire pour leur juſteſſe. D'autres qui ont quelque choſe d'inutile, & ſans quoy la montre, ſeroit auſſi bonne pour marquer les heures. D'autres enfin qui ont des parties ou des reſſorts nuiſibles, qui les empeſchent de bien aller. Son valet ſçachant qu'il les a faites à deſſein de la ſorte , doitil y trouver à redire, & accuſer ſon maiſtre d'aveuglement ou d'impuiſſance? non certainement, puis qu'il pouvoit les faire toutes fort acomplies ; & qu'il ſçavoit bien en

travaillant qu'il ne le falloit pas ; & que
pour un deſſein particulier dont le ualet ne
doit pas s'informer, il a donné aux unes des
parties qui ne leur ſervent de rien , & à
d'autres de nuiſibles.   Dieu eſt infiniment
plus que l'Horloger ; nous à ſon égard infiniment moins que le valet ; & les ouvrages de Dieu infiniment plus dépendants de
luy, que les montres de l'Horloger.   Nous
ne devons donc jamais trouver à redire aux
ouvrages de Dieu , ny nous informer des
deſſeins qu'il a , en donnant à quelques-
uns des parties inutiles ou incommodes, &
déniant aux autres des avantages qu'il auroit pû leur procurer. La difference qu'il y
a dans la comparaiſon que j'ay faite , eſt
que le valet pourroit ſoubçonner, ſans eſtre
fort coupable , que les deſſeins de ſon maiſtre ſont badins ou bizarres ; & que nous
ſommes convaincus que les deſſeins de
Dieu ſont toûjours tres nobles , & tres ſa-
gement pris.

Je veux finir ces Reflexions , par un Ad-
vertiſſement à Monſieur nôtre Adverſaire,
& à tous ceux qui voudroient prendre ſon
party. S'ils ont deſſein d'écrire contre ce
que j'ay dit, qu'ils prennent garde à trois
choſes. La premiere, de ne ſe ſervir point

d'authoritez, si elles ne sont de foy; parce qu'en fait de raisonnemét, je ne veux point m'asservir aux hommes, quelque reputation qu'ils ayent; je reserve ma soumission pour Dieu seul. La seconde, de ne m'atribuër point les conclusions que je tire de leur principe, & de considerer que je m'en sers comme de fausses consequences, qui montrent que le principe n'est pas veritable. La troisiéme enfin, est de conduire si bien leur raisonnement qu'ils puissent faire voir, ou que les conclusions que je tire de leur principe en sont mal déduites; ou qu'ils en peuvent tirer du mien qui sont erronées. S'ils s'écartent de ce chemin, les gens de bon sens verront leur erreur, sans que je la montre; & ils n'ont que faire d'esperer que je me donne la peine d'éclaircir leurs difficultez, si elles naissent de la foiblesse de leur esprit, plûtost que de l'obscurité de la chose.

F I N.